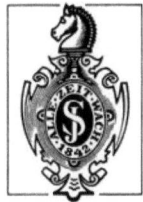

Helmut Weber

Die konservative Behandlung von Bandscheibenvorfällen

Eine neue Methode

Mit 30 Abbildungen

Springer-Verlag
Berlin Heidelberg New York
London Paris Tokyo

Dr. Helmut Weber
Uhlandstraße 5
7547 Wildbad 1

CIP-Titelaufnahme der Deutschen Bibliothek
Weber, Helmut:
Die konservative Behandlung von Bandscheibenvorfällen: e. neue Methode/Helmut
Weber. - Berlin; Heidelberg; New York; London; Paris; Tokyo: Springer, 1989
ISBN-13: 978-3-540-19430-9   e-ISBN-13: 978-3-642-73830-2
DOI: 10.1007/978-3-642-73830-2

Dieses Werk ist urheberrechtlich geschützt. Die dadurch begründeten Rechte, insbesondere
die der Übersetzung, des Nachdrucks, des Vortrags, der Entnahme von Abbildungen und
Tabellen, der Funksendung, der Mikroverfilmung oder der Vervielfältigung auf anderen
Wegen und der Speicherung in Datenverarbeitungsanlagen, bleiben, auch bei nur auszugsweiser Verwertung, vorbehalten. Eine Vervielfältigung dieses Werkes oder von Teilen dieses
Werkes ist auch im Einzelfall nur in den Grenzen der gesetzlichen Bestimmungen des
Urheberrechtsgesetzes der Bundesrepublik Deutschland vom 9. September 1965 in der Fassung vom 24. Juni 1985 zulässig. Sie ist grundsätzlich vergütungspflichtig. Zuwiderhandlungen unterliegen den Strafbestimmungen des Urheberrechtsgesetzes.

© Springer-Verlag Berlin Heidelberg 1989

Die Wiedergabe von Gebrauchsnamen, Handelsnamen, Warenbezeichnungen usw. in diesem Werk berechtigt auch ohne besondere Kennzeichnung nicht zu der Annahme, daß solche Namen im Sinne der Warenzeichen- und Markenschutz-Gesetzgebung als frei zu
betrachten wären und daher von jedermann benutzt werden dürften.

Produkthaftung: Für Angaben über Dosierungsanweisungen und Applikationsformen
kann vom Verlag keine Gewähr übernommen werden. Derartige Angaben müssen vom
jeweiligen Anwender im Einzelfall anhand anderer Literaturstellen auf ihre Richtigkeit
überprüft werden.

Datenkonvertierung, Druck und Einband: Appl, Wemding
2119/3140-543210 - Gedruckt auf säurefreiem Papier.

GELEITWORT

Die schmerzhafte Lendenwirbelsäule ist das zentrale Problem unserer Zeit. Verschleißerkrankungen der Bandscheiben verursachen langdauernde Arbeitsunfähigkeit, hohe Behandlungskosten, aufwendige Rehabilitationsmaßnahmen und führen nicht selten zur Frühinvalidität:

In der Bundesrepublik Deutschland werden z.Z. etwa 20% aller krankheitsbedingten Arbeitsniederlegungen und 50% der Rentenanträge auf Bandscheibenschäden zurückgeführt. Dies bedeutet – in zunehmendem Maße – eine Herausforderung für Ärzte unterschiedlicher Fachrichtungen, aber auch für Sozialpolitiker und die Kostenträger des Gesundheitswesens.

Durch die Zusammenarbeit von Orthopäden, Neurologen, Neurochirurgen und Psychiatern und unter Einbeziehung der Neurophysiologie und der manuellen Medizin wurden in den letzten Jahren Fortschritte in der Entwicklung von Behandlungskonzepten erzielt. Die Ergebnisse sind noch unbefriedigend und auf lange Sicht volkswirtschaftlich nicht vertretbar.

Der technische Fortschritt in der Medizin (Kontrastmyelographie, CT, NMR) hat eine subtile Diagnostik degenerativer Wirbelsäulenleiden ermöglicht. Unter dem Eindruck des großen technischen Aufwands wird die klinische Relevanz der Befunde oft überbewertet. Trotz der stets geforderten strengen Indikationsstellung werden aufgrund von fehlinterpretierten Röntgenbefunden zu häufig chirurgische Eingriffe für notwendig erachtet.

Die Kritik an der vorschnellen Operationsentscheidung ist gerechtfertigt, wenn man bedenkt, daß mit jeder Operation eine neuerliche Läsion am Bewegungssegment verursacht wird. Groß angelegte Untersuchungen nach Bandscheibenoperationen weisen eine Erfolgsquote von allenfalls 75% aus. Zweit- und Mehrfacheingriffe verdeutlichen den Mißerfolg des Ersteingriffs. Noch geringer einzuschätzen ist der Nutzen aufwendiger Versteifungsoperationen bei chronischen Rückenschmerzen.

Der psychologische Aspekt des Wirbelsäulenschmerzes wird geflissentlich übersehen, und man bedenkt zu wenig, daß gerade die Dominanz der Apparatemedizin die eigentliche Ursache der Entfremdung zwischen Arzt und Patient ist. Nicht zufällig beruht der unbestreitbare Erfolg der Manualmedizin auf der persönlichen Zuwendung des Arztes und der vom Patienten dankbar erlebten Schmerzerleichterung nach einem kundig durchgeführten Handgriff.

Geleitwort

Der Autor des vorliegenden Buches hat seine Erfahrung in der konservativen Behandlung eindeutig nachgewiesener Bandscheibenvorfälle anhand einer sorgfältig dokumentierten Studie von 700 Patienten plastisch dargestellt. Er hat ein Therapiekonzept entwickelt, in dem bekannte und erprobte Behandlungsverfahren kritisch bewertet und in sinnvoller Kombination mit manual-medizinischen Techniken angewandt werden, um akute und chronische Schmerzzustände an der unteren Lendenwirbelsäule rasch und erfolgreich anzugehen. Voraussetzung für eine wirkungsvolle Therapie sind dabei exakte Kenntnisse der funktionellen Anatomie der unteren Lendenwirbelsäule und der großen Beckengelenke einschließlich ihrer Bandverbindungen. Die Behandlungsmaßnahmen sind individuell abgestimmt und in der Praxis durchführbar.

Anhand von 46 ausgesuchten Krankheitsfällen schildert der Autor in prägnanter Form sein jeweiliges therapeutisches Vorgehen. Die Behandlungskosten sind für jeden einzelnen Fall aufgelistet. Es gelingt ihm der Nachweis, daß die hohen Therapiekosten dieser Volkskrankheit bei gezieltem Vorgehen gesenkt werden können, aufwendige stationäre Rehabilitationsmaßnahmen – wie sie nach nicht indizierten Bandscheibenoperationen notwendig erscheinen – überflüssig sind und Frühinvalidität in der Regel vermieden werden kann.

Das Buch ist aus dem Praxisalltag entstanden und wurde für die Praxis geschrieben; Zahlen und Graphiken veranschaulichen die Erkenntnisse. Es werden Wege aufgezeigt, die ein Überdenken eingefahrener Therapiekonzepte erfordern.

Zweifellos ist das Buch eine Bereicherung für alle, die sich mit dem Problem der schmerzhaften Wirbelsäule beschäftigen.

Für die beispielhafte Vermittlung seines Wissens und seiner Erfahrung ist dem Autor zu danken.

Karlsbad-Langensteinbach,
im September 1988   Dr. med. K. E. Brinkmann

INHALTSVERZEICHNIS

Einleitung 1

Pathogenese 2
Blockierung des Kreuzbein-Darmbein-Gelenkes
(ISG-Blockierung) 8
Untersuchung des Kreuzbein-Darmbein-Gelenkes 12
Behandlungstechnik 13
    Kontraindikation der Chirotherapie 13
    Krankengymnastische Behandlung 14
    Medikamentöse Behandlung 20
    Ergotherapeutische Behandlung 20
    Orthopädisch-technische Versorgung 20

Studie 21

Umfang 21
Analysen 21
Ergebnis 30

Fallbeispiele 31

Bandscheibenvorfall und Störung der Bewegungskette 31
Hemiparese und Bandscheibenvorfall 33
Computertomographie: beim Nucleus-pulposus-Prolaps die
„elektrische Eisenbahn des erwachsenen Mediziners"? 34
Der einsichtige Patient 40
Flexibilität der Therapie 44
Der informierte Patient 48
Offene Badekur als Trainingslager 53
Bandscheibenvorfall und Beruf 56
Ergotherapie 58
Berufliche Rehabilitation 60
Sport und Bandscheibenvorfall 61

Instabilitäten 65

Operative Behandlung bei Therapieresistenz 65
Instabilität nach Gravidität 66
Spondylolisthese 70
Kooperation mit Operateur 72

Rezidive nach Bandscheibenoperation 75

Einfluß der Psyche 77
Behandlung hochakuter Reizzustände 85
Alte Nervenschädigung 88
Bandscheibenschaden und Gefäßerkrankung 90
Bandscheibenvorfall und Schwangerschaft 91
Bandscheibenvorfälle im Klimakterium 93

Zusammenfassung 95

Literatur 97

Sachverzeichnis 101

EINLEITUNG

Das Lumbalsyndrom ist die Bezeichnung für eine schmerzhafte Lendenwirbelsäule, deren verschiedene Strukturen Ursache der Beschwerden sein können. Sie können unmittelbar von der Bandscheibe hervorgerufen werden, aber auch vom hinteren Längsband von Wirbelgelenken und von den intervertebralen Bandverbindungen.

Diese Symptome treten relativ häufig auf und sind unter Berücksichtigung der Behandlungs- und Folgekosten von immenser volkswirtschaftlicher Bedeutung. Mindestens einmal im Leben haben 80% der Bevölkerung Kreuzschmerzen, wie Untersuchungen der letzten Jahrzehnte zeigen (Fernandez et al. 1984; Hirsch et al. 1969; Horal 1969; Hult 1954, 1965; Huncke u. McCall 1978).

In einer Sonderstudie des Arbeitskreises für degenerative Wirbelsäulenerkrankung der Deutschen Orthopädischen Gesellschaft konnte festgestellt werden, daß in orthopädischen Polikliniken 18,1% und in orthopädischen Fachpraxen fast 50% der Patienten wegen degenerativer Wirbelsäulensyndrome behandelt werden (Schleberger et al. 1984).

Knepel kam 1977 zu dem Resultat, daß jeder 10. Patient in einer Allgemeinpraxis wegen Bandscheibenbeschwerden behandelt wird, daß in Polikliniken jeder 3. und in orthopädischen Fachpraxen jeder 2. Patient Kreuzschmerzen als Anlaß seines Besuchs beim Arzt angibt.

In anderen Untersuchungen wird die Häufigkeit lumbaler Schmerzen mit 11-18% in der Bevölkerung angegeben. (Lawrence 1969; Magora 1974; Nagi et al. 1973; Patridge et al. 1985). Bezogen auf die Bundesrepublik Deutschland bedeutet dies etwa 6,6-11 Mio. Neuerkrankungen jährlich. In den Jahren 1969-1976 kam es zu einer Zunahme von Bandscheibenerkankungen in der Bevölkerung der USA um 50% (Vital and health statistics 1976). Die Statistiken der Krankenkassen und der Versicherungsanstalten der Bundesrepublik Deutschland zeigen, daß 20% aller krankheitsbedingten Arbeitsniederlegungen und 50% der vorzeitig gestellten Rentenanträge wegen Bandscheibenschäden zustande kommen. „Dorsopathien" und „intervertebrale Diskopathien" waren 1982 bei den Rentenversicherungen in der Bundesrepublik bei Männern der häufigste, bei Frauen der zweithäufigste Grund der vorzeitigen Berentung (Daten 1983).

Nach neuen Untersuchungen werden in der Bundesrepublik Deutschland etwa 20000 Operationen von Bandscheibenvorfällen in neurochirurgischen Kliniken durchgeführt, wobei zusätzlich noch eine unbekannte Zahl von Operationen in orthopädischen und chirurgischen Kliniken gezählt werden müssen, zu denen auch noch Chemonukleolysen hinzukommen.

Die Zahl der Zweitoperationen dürfte zwischen 5 und 10% liegen (Schirmer 1981). Nach dem Eingriff haben zwar 75% der Operierten eine Besserung ihrer Ischialgie, behalten jedoch chronische Rückenbeschwerden (Schellinger 1984).

Bei den eindeutig vorhandenen Wurzelkompressionssyndromen durch einen Bandscheibenvorfall sind 73% im Zeitraum zwischen 2 und 5 Jahren nach der Operation sehr gut bis zufriedenstellend (Fritsch et al. 1986).

Im Rahmen dieser klinischen Nachuntersuchungen klagten im Langzeitergebnis 68% über Rückenschmerzen und 53% über ausstrahlende Schmerzen in die Beine. Bei akuten oder chronischen Rückenschmerzen liegen die Erfolge der Operation bei 30–40% (Gurdjian et al. 1961; Hirsch u. Nachemson 1963; Rowe 1965; Soderberg 1956).

Pathogenese

Die menschliche Wirbelsäule hat 24 Bewegungssegmente, wobei zwischen Atlas und Hinterhaupt, auch zwischen Atlas und Axis keine Bandscheiben vorhanden sind. Im Bereich der Lendenwirbelsäule befinden sich 4 Bandscheiben, die jeweils nach dem benachbarten Wirbelkörper genannt werden. Sie besteht aus einem Bandscheibenring (Anulus fibrosus) und einem Kern (Nucleus pulposus), der ein Restgewebe der Corda dorsalis darstellt. Das vordere Längsband der Wirbelsäule überzieht den Bandscheibenraum und befestigt somit die Bandscheibe nach vorn. Das hintere Längsband ist jedoch mit dem Bandscheibenring eng verbunden, so daß hier ein Halt nach hinten nicht gewährleistet ist.

Der Wassergehalt von jugendlichen Bandscheiben beträgt etwa 80–85% und ist je nach statischer Belastung und Druck sehr variabel. Das Wasser ist hierbei nicht in freier Form im Bandscheibenbereich vorhanden, sondern an Makromoleküle gebunden. Es kann ausgetauscht und an das Innere der Zelle Flüssigkeit abgegeben werden. Der druckabhängige Flüssigkeitsaustausch stellt einen Pumpmechanismus dar, der auch im Sinne des Stoffwechsels des Bandscheibengewebes wirkt. Eine konstante Haltung hat daher besonders negativen Einfluß auf den Stoffaustausch im Bandscheibenbereich, besonders wenn sie mit hohem Druck verbunden ist.

Aufgabe der Bandscheibe ist die Steigerung der Beweglichkeit in den einzelnen Wirbelsäulenabschnitten, aber auch die Dämpfung von stark einwirkenden Kräften in Form von Stößen. Der Gallertkern ist wie eine Flüssigkeitsblase, die den axialen Druck gleichmäßig auf die knorpeligen Deckplatten und auf den Faserring überträgt.

„Aufgrund der physiologischen Verlagerungsmöglichkeit des Gallertkerns und der elastischen Eigenschaft des Faserringes stellt die Bandscheibe ein hochelastisches, anpassungsfähiges biomechanisches System dar, daß bei normalem Gewebsturgor und Verstreckungsgrad den erheblichen statischen und dynamischen Belastungen der menschlichen Wirbelsäule gewachsen ist." (Krämer 1978 unter 4.44).

Die Bandscheibe enthält keine Gefäße und wird durch den Pumpmechanismus bei der Bewegung ernährt. Infolge dieser statisch-mechanischen Einflüsse kommt es zu frühzeitiger Alterung dieses Gewebes, so daß Bandscheibenvorfälle durchaus bei Kindern und Jugendlichen auftreten (Idelberger 1959). Die Neigung zu vorzeitiger Bandscheibenermüdung ist konstitutionell verankert, wobei nach Wilson (1968) genetische Faktoren für die Qualität und Anordnung der Kollagenfasern im Anulus fibrosus verantwortlich sind.

Pathalogisch-anatomische Untersuchungen von Püschel (1930); Schaffer (1930); Coventry et al. (1945); Erlacher (1951); Harris u. Macnab (1954) Lang (1962) und Dahmen (1966) haben gezeigt, daß Strukturen des Zwischenwirbelabschnitts bereits im 3. Lebensjahr regelmäßig degenerative Veränderungen aufweisen in Form von Zelluntergängen, Zellschwund, Zerfall der Fasern und Auflockerung der Grundsubstanz. Im Rahmen dieser Veränderung kommt es zur Unterbrechung und Spaltung der Fasern des Anulus fibrosus, aber auch aller übrigen Anteile der Bandscheibe, so daß hier von einer Diskose gesprochen werden kann (analog zur Arthrose).

Es kommt zur Höhenminderung der Bandscheibe und damit auch zur Überlastung der Wirbelbogengelenke und Einengung der Foramina intervertebralia. Reparative Vorgänge finden im Bandscheibengewebe wegen der fehlenden Blutgefäßversorgung nicht statt. Sie erfolgen von den benachbarten Wirbeln aus, die sich dann im Sinne einer Osteochondrose (Schmorl 1932) entwickeln. Im Rahmen der allgemeinen Zermürbung des Gewebes und des Wasserverlustes kommt es zur Lockerung des Zwischenwirbelabschnitts mit entsprechenden Zerrungen der intervertebralen Bänder. Hiervon ist besonders das vordere Längsband betroffen, so daß über die Sharpey-Fasern am Wirbelkörper Randleisten provoziert werden (Spondylose).

Im Rahmen der degenerativen Veränderungen können sich Teile des Faserringes herauslösen, als sog. Bandscheibensequester. Dies tritt besonders auf im Rahmen von sog. prädiskotischen Deformitäten im Sinne von Wirbelsäulenfehlhaltungen, tiefsitzenden Scheuermann-Wachstumsstörungen, vor allen Dingen bei Spondylolysen und Spondylolisthesen, Übergangsstörungen lumbosakral, Bewegungseinschränkungen von Gelenken an den Beinen und nach Einsteifung der WS im unteren Abschnitt, nach Frakturen oder Entzündungen. Bei letzteren kommt es zur Reduzierung der Bewegungssegmente. Hiermit wird das einzelne Bewegungssegment besonders im lumbosakralen Bereich überbelastet. Auch bei Teillähmungen und Hemiplegien kommt es zur einseitigen Belastung des unteren LWS-Abschitts und damit zur Überlastung.

Die Spaltbildungen radiär ermöglichen eine Massenverschiebung innerhalb des Bandscheibengewebes. Durch den noch vorhandenen Wasserdruck im Gallertkern kann Bandscheibengewebe in die kleineren Risse eindringen und als Bandscheibenvorfall austreten. Dieser Bandscheibenvorfall enthält nicht nur Teile des Nucleus-pulposus-Gewebs, sondern auch Teile des Faserringes und der Knorpelplatten.

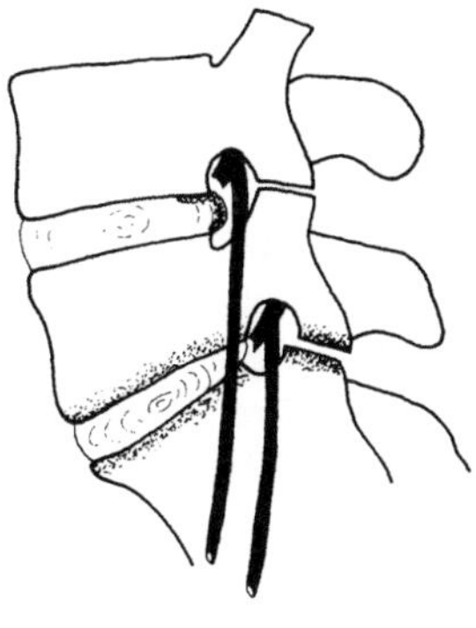

Abb. 1. Möglichkeiten der Einengung des Zwischenwirbellochs durch Bandscheibenvorfall *(obere Bandscheibe)* und Randzackenbildungen an den Wirbelkörperhinterkanten und den kleinen Wirbelgelenken *(untere Bandscheibe)*

Da das vordere Längsband den Bandscheibenraum überspannt, ist eine Verstärkung ventral vorhanden, während nach hinten das Längsband direkt am Faserring befestigt ist und somit keinen Widerstand leistet. Die Bandscheibenvorfälle gelangen damit nach hinten in den Wirbelkanal, wodurch die nervalen Strukturen gedrückt werden können. Dies tritt besonders auf, wenn eine bereits vorhergehende Degeneration durch Höhenminderung des Bandscheibenraumes eine Einengung des Zwischenwirbelloches bedingt und der Bandscheibenvorfall nach seitlich auftritt. Hierbei entsteht ein Reiz an der Nervenwurzel im Sinne einer Ischialgie.

Diese Einengung des Zwischenwirbelloches kann aber auch durch Osteophytenbildungen an den Wirbelkörperhinterkanten oder den kleinen Wirbelgelenken bedingt sein, wie dies in Abb. 1 im unteren Teil sichtbar ist. Hier wird die Nervenwurzel durch Knochenwülste am Wirbelkörper und an den Gelenkfortsätzen gedrückt, wodurch ebenfalls eine Ischialgie provoziert werden kann. Dies tritt besonders bei älteren Patienten auf.

Vorstufe eines Bandscheibenvorfalles ist die Protrusion, eine Vorwölbung der Bandscheibe, bei der im Faserring die am weitesten außen liegende Lamelle noch intakt ist. Diese kann bei ungünstiger Lage ebenfalls einen Druck auf die Nerven ausüben.

Interessant ist in diesem Zusammenhang, daß trotz der weiten Verbreitung des Bandscheibenvorfalls erst in den 30er und 40er Jahren ein Zusammenhang mit der Lumboischialgie erkannt wurde. Bis dahin wurde die Ischialgie als Neuralgie angesehen (Alexander 1922).

Erst Mixter und Baar konnten 1934 zeigen, daß die mechanische Wurzelkompression durch Bandscheibengewebe die häufigste Ursache für Ischiasschmerzen ist. Seither werden zunehmend häufiger lumbale Bandscheibenoperationen durchgeführt. Die Ergebnisse dieser Operationen berechtigen nur zu gedämpftem Optimismus, da oft nur das Symtom, nicht aber die Ursache behandelt wird.

Nachhemson schildert 1979 die Situation so: „Nach 25jähriger Forschung auf diesem Gebiet und klinischer Tätigkeit mit Rückenerkrankung für fast ebenso lange Zeit und als Mitglied und wissenschaftlicher Berater mehrerer internationaler ‚Rückengesellschaften' (back associations) kann ich nur feststellen, daß bei der Mehrzahl unserer Patienten die wahre Ursache des lumbalen Syndroms unbekannt ist ... und da die Ursache unbekannt ist, nur eine symptomatische Behandlung möglich ist."

Bei der Suche nach den Ursachen des Bandscheibenvorfalls und der damit verbundenen Symptomatik wird die funktionelle Analyse der Bewegung nicht ausreichend berücksichtigt. Man sieht die knöchernen, knorpeligen, ligamentären und Nervenstrukturen, ohne deren Funktion in den Bewegungszusammenhang zu stellen. Um Klarheit in diese Problematik zu bringen, ist es notwendig, den Zusammenhang zwischen Lendenwirbelsäule, Becken und Hüfte (LBH-Region) darzustellen, wobei insbesondere der Bereich des Kreuzbein-Darmbein-Gelenkes (Ileosakralgelenk, ISG) berücksichtigt werden muß.

Schon Junghanns (1933) stellte bei der Suche nach der Ursache von im lumbosakralen Bereich auftretenden degenerativen Veränderungen 2 Faktoren fest: Einerseits wird auf die erhebliche mechanische Beanspruchung dieses Wirbelsäulenabschnitts hingewiesen, andererseits ist dieser Bereich die entwicklungsgeschichtlich unruhigste Stelle des menschlichen Körpers und damit bevorzugter Sitz morphologischer Anomalien. Die Knickbildung im lumbosakralen Übergang und dessen Verspannung im Beckenring wird nach Erdmann (1956) als äußerst sinnvolle Konstruktion zur Abpufferung der im Übergangsbereich vom beweglichen zum fixierten Skelettabschnitt entstehenden Stoßwirkung angesehen.

Junghanns stellte 1933 die Zusammenhänge von morphologischen Variationen und Einflüssen auf das Bewegungssegment dar. Scheuer (1959) und Bette (1959) zeigten den Einfluß von lumbosakralen Übergangsstörungen auf die Entstehung von Bandscheibenvorfällen. Auch Rettig (1959) bestätigte das Auftreten von Bandscheibenvorfällen bei asymetrischen Assimilationsstörungen häufiger auf der kontralateralen Seite. Diese anatomisch-morphologischen Betrachtungen allein zeigen schon, wie eng der Zusammenhang einer Aufbau- und Bewegungsstörung mit der Bandscheibendegeneration ist. Unberücksichtigt ist hierbei jedoch die Funktion des Kreuzbein-Darmbein-Gelenkes. Das Kreuzbein ist zwischen den Darmbeinschaufeln in 2 Richtungen keilförmig eingepaßt, wobei es kaudalwärts und nach dorsal schmaler wird. Dies ist allerdings meist nur in den kranialen Abständen des Kreuzbeines erkennbar (S1 und S2; Solonen 1957).

Die Gelenkflächen sind uneben und inkongruent. In der Mitte des Ileums springt ein größerer Höcker vor, der in eine entsprechende Vertiefung des Kreuzbeines paßt (Mennell 1952). Die Variationen sind jedoch sehr häufig.

Das Kreuzbein-Darmbein-Gelenk wurde lange Zeit als Kreuzbein-Darmbein-Fuge bezeichnet, da seine Beweglichkeit umstritten war. Begründung hierfür waren vor allen Dingen die Höckrigkeit der Gelenkfläche sowie der starke Bandapparat, der die Kapsel verstärkt und die Beweglichkeit einschränkt. Außerdem hat dieses Gelenk keine Muskeln, die es spezifisch bewegen können.

Die Hauptbewegungsachse ist die frontale Querachse, im Sinne einer ventrodorsalen Nickbewegung (Nutation des Sakrums). Diese Achse verläuft quer durch die Vorwölbung des Ileums in Höhe von S2. Schon Weisl (1954) konnte nachweisen, daß die Conjugata vera ihre Länge bei Vor- und Rückneigung um 5,6 mm ändert. Auch Colachis et al. (1963) bestätigen diese Befunde. Duckworth wies 1970 nach, daß eine Vorwärtsbewegung des Sakrums im Sinne der Nutation zu einem Auseinanderziehen und eine Rückwärtsbewegung zu einem Zusammendrücken der Schambeine an der Symphyse führte. Durch diesen Bewegungsmechanismus wird einerseits eine Pufferwirkung auf Stöße der Wirbelsäule von oben und unten erreicht, andererseits zeigt sich im Gang durch Rotation des Ileums eine Übertragung der Kraft über das Sakrum auf die Wirbelsäule. Mechanisch betrachtet ist das Ileosakralgelenk daher eher im Sinne eines Differentials zu betrachten, das Bewegungen in verschiedene Richtungen weitergibt.

Die Form des Ileosakralgelenks mit von hinten medial nach vorn und nach unten lateral verlaufenden Gelenkflächen zeigt, daß hier konstruktiv nicht ein statisches Element im Vordergrund steht, da die Einpassung des Sakrums ins Becken ausgesprochen labil ist. Der Bandapparat ventral ist eher schwach, während dorsal über die Ligg. sacrotuberalia und sacrospinalia sowie das Lig. ileolumbale eine festere Bandverbindung vorherrscht, die ein Abkippen des oberen Sakrumanteils in das Becken verhindern soll.

Basierend hierauf muß zunächst der Begriff „Blockade" erklärt werden. Hierbei handelt es sich um eine Bewegungseinschränkung eines Gelenks. Von Chiroprak-

6   Einleitung

tikern wird heute noch die Subluxationstheorie unterstellt, bei der die beiden Gelenkpartner in eine Subluxationsstörung geraten und durch Manipulation wieder in die ursprüngliche Stellung zurückgeführt werden. Dies ist röntgenologisch nur ausnahmsweise im Kopfbereich nachzuweisen, ansonsten nicht beweisbar.

Weiterhin wurde die Blockierung als Einklemmung von Synovialfalten gedeutet, die als meniskusartige Gebilde in den Gelenkspalt hineinragen und zu Einklemmungserscheinungen führen soll (Güntz 1958; Emminger 1955); Zuckschwerdt et al. 1960); Brügger 1971). Diese Theorie ist jedoch in der Zwischenzeit heftig widerlegt worden (Penning u. Töndury 1963; Töndury 1947; Keller 1959).

Schon 1946 konnte J. Wolf, Prag, den Begriff der Chondrosynovialmembran einführen, womit eine gelatinöse Gleitmembran gemeint ist, die die gesamte Gelenkhülle auskleidet und zwischen ihren Zotten wie in einem Schwamm die Synovialflüssigkeit festhält, so daß eine trockene Reibung verhindert wird. Aufgrund dieses Begriffes wurde die Einklemmungstheorie weiter ausgebaut.

Neuere Untersuchungen führen den Begriff der Thixotropie ein, der auf die Eigenschaft einer Substanz hinweist, abhängig von der mechanischen Beanspruchung den Viskositätsgrad zu wechseln. Möglicherweise ist eine Blockierung eine Störung dieser Umwandlungsfähigkeit der Hyaloronsäure des Gelenkes.

Andererseits wird die Blockierung als Störung der elektrischen Ladung der Gelenkoberfläche bei der Grenzflächenschmierung gedeutet. Hierbei wird von der Voraussetzung ausgegangen, daß 2 gleichsinnig geladene Oberflächen sich voneinander abstoßen und somit die Reibung beim Bewegen niedrig wird. Auch hierdurch läßt sich eine Blockade nicht endgültig als mechanisches Phänomen erklären. Wichtig erscheint, daß bei einer Blockade das Gelenk nie total, sondern nur in eine oder 2 Richtungen der Bewegung eingeschränkt ist. Der Begriff des „Gelenkspiels", findet hier Anwendung, eines Phänomens, welches durch eine spezielle Untersuchungstechnik der manuellen Medizin erfaßt werden kann.

Diese mechanische Erklärung allein würde jedoch nicht ausreichen, die Komplexität der Blockierung zu erklären. Grundlage für das Verständnis ist der Reflexbogen mit seiner Afferenz und Efferenz sowie seinen vegetativen Anteilen.

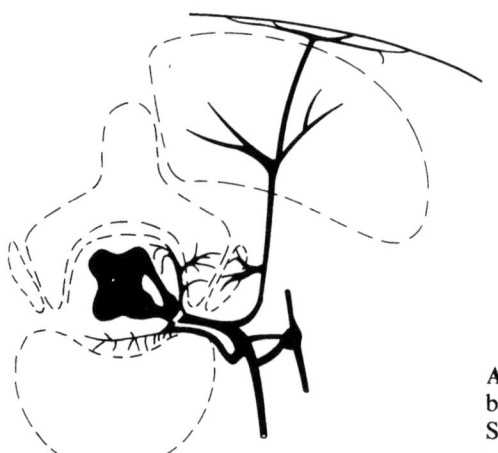

Abb. 2. Segment mit Wirbelkörper, Wirbelbogen, kleinem Wirbelgelenk, nervaler Steuerung, dazugehöriger Hautoberfläche und Muskulatur

Besonders zu beachten ist der Ramus meningeus des Spinalnervs, den bereits Luschka 1850 beschrieb. Dieser Nervenast geht distal vom Spinalganglion ab und versorgt die schmerzempfindlichen Strukturen im Wirbelkanal, besonders das hintere Längsband und den rückwärtigen Anteil des Anulus fibrosus sowie das Periost und die Kapsel der kleinen Wirbelgelenke. Über diese intensive Rezeptorversorgung der Gelenkkapsel erfolgt eine Fehlmeldung entlang dem Ramus dorsalis des Spinalnervs und führt dann im Rahmen des Reflexgeschehens zur Aktivierung der Vorderwurzel mit entsprechender Tonuserhöhung der zugehörigen Kennmuskel, dorsal im Sinne einer Myogelose und ventral mit entsprechendem Muskelkürzungen und Ansatzsehnenreizen.

Weiterhin wird über den Tractus spinothalamicus die Afferenzmeldung zum Kortex weitergegeben. In diesem Tractus spinothalamicus strahlen auch die Afferenzen aus der Haut ein und werden zum Kortex weitergeführt. Dort ist die Haut mehr repräsentiert, daher werden die Meldungen aus dem Gelenk gedeutet als kämen sie aus der Haut und werden daher vom Bewußtsein dorthin projeziert (Monnier 1963).

Dies ist als segmental begrenzte Hyperästhesiezone nachweisbar. Über die Efferenz werden außerdem vegetative Störungen im Sinne von vermehrtem Schwitzen, Verquellungen im Gewebe, Aktivierung der glatten Muskelatur der Haut, der Gefäße (meist Vasokonstriktion) und der Schweißdrüsen erreicht. Hierbei ist jedoch die strenge segmentale Zuordnung nicht nachweisbar, da jede präganglionäre Zelle Verbindung zu mehreren postganglionären haben kann.

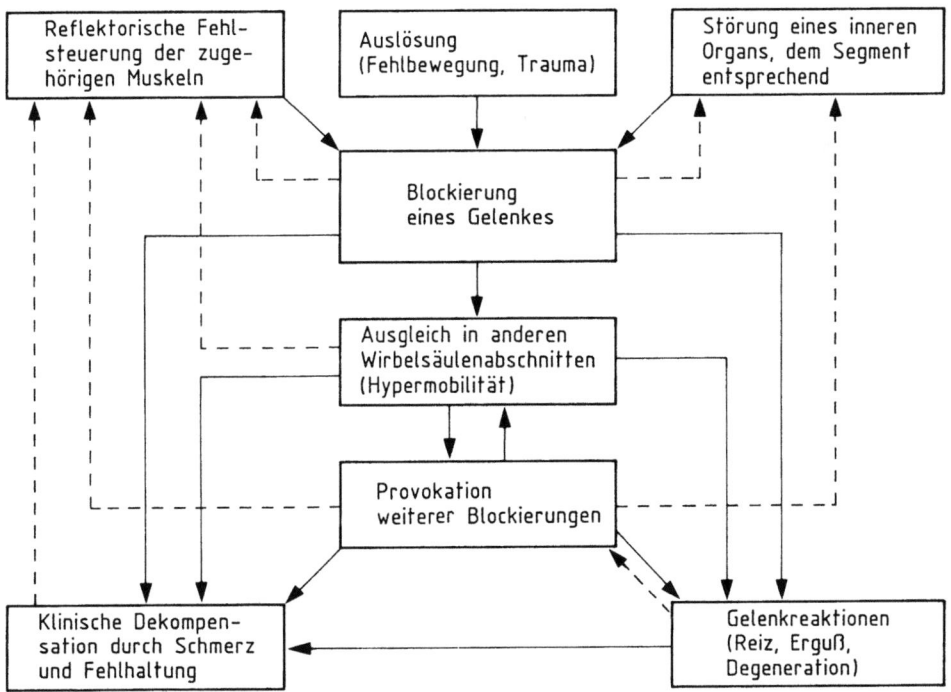

Abb. 3. Reflektorische Zusammenhänge und Auswirkungen einer Blockierung

8   Einleitung

Selbstverständlich werden über die vegetativen Zentren auch viszerale Einflüsse erreicht, z. B. im Sinne von Störungen des Magen-Darm-Traktes und des Urogenitalsystems.

Im Rahmen einer lokalen Blockierung kommt es über Stellreflexe zur Beeinflussung weiterer Wirbelsäulenabschnitte und, rein mechanisch gesehen, auch zur Überbelastung der benachbarten Segmente im Sinne der Provokation von Hypermobilitäten. Hierdurch können wieder neue Blockierungen hervorgerufen werden, auch an anderen Regionen.

Durch die Gelenkblockierung kann es entsprechend dem Reflexbogen auch zur Beeinflussung der inneren Organe kommen, je nach segmentaler Zuordnung. Umgekehrt können auch Störungen innerer Organe eine Gelenkblockierung provozieren. Bei länger bestehenden Blockaden der Gelenke können Reizzustände in der Nachbarschaft auftreten, z. B. aktivierte Arthrose bzw. Ergußbildung, in der Folge sogar denegerative Veränderung. Auf die Wirbelsäule übertragen wird hierbei verständlich, weshalb Bandschbeibendegeneration im Sinne einer Osteochondrose von Wirbel zu Wirbel fortschreitet (Müller 1960).

Auch Jirout beobachtete die Entstehung von Osteophyten in der Nachbarschaft von blockierten Wirbelgelenken als Reaktion auf den erhöhten mechanischen Reiz (Jirout 1965).

Diese Erscheinungen zusammen führen zu hochakuten Schmerzen im Sinne der akuten Blockierung mit segmentalem Muskelhartspann, segmentalen Hyperästhesien und vegetativen Reaktionen, aktivierten Arthrosen in der Nachbarschaft mit massiven muskulären Reaktionen, die häufig zur klinischen Dekompensation führen, wie sie jedem klinisch Tätigen besonders bei langbestehendem Schmerz bekannt sind.

Blockierung des Kreuzbein-Darmbein-Gelenkes (ISG-Blockierung)

Beim Kreuzbein-Darmbein-Gelenk können ebenso wie an allen anderen Gelenken Blockierungen auftreten, wobei sie ventral und dorsal möglich sind (Abb. 4).

Die dorsale Blockierung rotiert das Darmbein nach unten, wodurch der hintere obere Darmbeinstachel nach unten und der vordere obere nach oben wandert. Gleichzeitig findet eine Drehung des Darmbeins um eine sagittale Längsachse statt, im Sinne einer Medialverschiebung der dorsalen Anteile und einer Lateralverschiebung der ventralen. Durch diese Bewegung wird das Sakrum in eine Rotations- und Kippbewegung versetzt, wobei der seitengleiche Sakrumanteil nach unten und ventral rotiert. Durch die Bewegung des Darmbeins kommt es auch zu einer Verschiebung der Pfanne nach ventral proximal. Das Bein wird im Stehen und Liegen relativ zu kurz, im Sitzen relativ zu lang (relative Beinlängendifferenz nach Derbolowsky 1956).

Bei der ventralen Blockierung kommt es im Gegensatz dazu zu einer Drehung des Darmbeins nach vorn, wodurch der hintere Darmbeinstachel nach oben und der vordere nach unten gedrückt wird. Gleichzeitig kommt es zu einer Lateralisation des Darmbeins und einer Rotation des Schambeines nach unten medial. Auf diese Verschiebung des Darmbeins reagiert auch das Kreuzbein im Sinne einer Rotation, wobei der kollaterale Anteil nach oben und zur Gegenseite gedreht

Blockierung des Kreuzbein-Darmbein-Gelenkes (ISG-Blockierung) 9

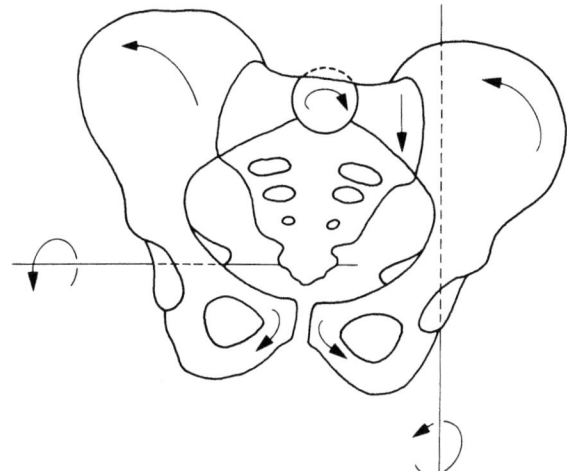

Abb. 4. Bewegungsmöglichkeiten der Region um Kreuz- und Darmbein; Blockierungsrichtung. Hierbei muß besonders die Dreh- und Kippbewegung des Kreuzbeins beachtet werden

wird. Dies bedingt eine Mitdrehung der lumbosakralen Bandscheibe und der darüberliegenden Wirbelsäulenabschnitte.

Infolge dieser Bewegung des Darmbeins kommt es zu einer Dorsalisierung und Distalisierung der Hüftpfanne, wodurch ebenfalls wieder eine relative Beinlängendifferenz zustande kommt. Hierbei ist das Bein im Liegen und Stehen zu lang, während infolge der Dorsalisierung der Pfanne im Sitzen das Bein zu kurz wird.

Die Rotation und Kippung der Gelenkanteile bedingt auch eine Dehnung der Bänder des Beckens, besonders des Lig. sacrotuberale, sacrospinale und des Lig. ileolumbale. Hierdurch werden Schmerzen im Becken selbst, aber auch im lumbosakralen Bereich provoziert, die auch nach Wiederherstellung der Bewegungskette noch lange anhalten können.

Neben diesen mechanischen Phänomenen kommt es zu reflektorischen mit typischer Hyperästhesiezone im Bereich der versorgenden Wurzel S2-S4, aber auch zur Tonuserhöhung der Kennmuskeln, hierbei besonders von M. glutaeus maximus, M. longissimus lumborum und M. adductor longus. Diese Tonuserhöhung provoziert eine Reizung der Ursprungs- und Ansatzsehnen.

Solche Zusammenhänge wurde von Sutter (1975) gefunden, und 1983 von Jiři und Vaclav Dvořak für den Bereich der stammnahen Muskulatur zusammengestellt. Auffallend ist weiterhin eine erhebliche Reizung des M. piriformis, die wiederum mechanisch einen Druck auf den N. ischiadicus provozieren kann.

Trifft eine solche ISG-Blockierung auf einen bereits vorher vorhandenen asymptomatischen Bandscheibenvorfall, kommt es infolge der Rotation und Kippung des Sakrums häufig zu einer Kompression der Nervenwurzel. Dies kann je nach Lage des Bandscheibenvorfalls auf derselben oder der kontralateralen Seite sein.

Durch diesen Druck kommen die typischen Zeichen einer Wurzelschädigung – Parese Hypästhesien und mögliche Reflexdifferenzen – in Zusammenhang mit den typischen Zeichen der Blockaden – Hyperästhesien, Muskelverkürzung, Ansatzsehnenreize und vegetative Erscheinungen mit Turgorvermehrung im Segment, vermehrtem Schwitzen und Vasokonstriktion. Dies gibt häufig Anlaß zu neurologischen Fehldeutungen.

Die Bandscheibenvorfälle treten dort am häufigsten auf, wo die stärksten mechanischen Druckbelastungen vorherrschen. Insgesamt haben 75% der Patienten Vorfälle im Bereich der unteren beiden Bandscheiben (Braun 1969; Bues u. Markakis 1982). Hierbei sind am häufigsten die Wurzeln L4, L5 und S1 betroffen. Diese Nervenwurzeln können unterschiedlich tangiert sein. Nach Mummenthaler u. Schliack (1977) kann die Nervenwurzel ihre Kontinuität verloren haben (Neurotmesis), können die Axone zertört sein, die Kontinuität des Nervs aber erhalten sein (Axonotmesis); weiterhin kann die Erregung reversibel blockiert sein bei Erhaltung der Kontinuität des Nervs und der Axone (Neurapraxie).

Bei der Neuro- und Axonotmesis bleiben die körperfernen Anteile des Axons für 6-8 Tage elektrisch erregbar, danach verschwindet ihre Erregbarkeit und Leitfähigkeit durch die Waller-Degeneration. Ein genaue Verlaufsbeobachtung ist hier erforderlich, da oft nur rasches Handeln den Nerv retten kann.

Mummenthaler und Schliack schildern das Regenerationstempo im Verletzungsbereich mit 0,25 mm pro Tag, im distalen Stumpf beträgt die Regenerationsrate etwa 3-4 mm täglich. Hierbei werden 3 Stadien unterschieden:

1. Überbrückung der Verletzungsstelle, welche in einer Latenz von etwa 7 Tagen 3 oder mehr Wochen benötigt,
2. Durchwachsen des distalen Teils mit einer Geschwindigkeit von 3-4 mm pro Tag,
3. Zeitspanne, die zur endgültigen Funktionsrückkehr verstreicht.

Experimentelle und klinische Erfahrungen zeigen eine Relation zwischen der Anzahl der Tage von der Läsion bis zur Funktionsrückkehr und der Länge des zu regenerierenden Nerventeiles in mm.

Die am häufigsten betroffenen Wurzeln L4, L5 und S1 zeigen bestimmte Ausfälle, wobei aufgrund dieser neurologischen Störung die Höhe des Bandscheibenvorfalls nicht bestimmt werden kann. Erst durch Computertomographie und Myelographie ist hier eine Aussage möglich. Kompressionserscheinungen können im Bereich der Cauda equina in unterschiedlichen Höhen und jeweils mehr lateral oder medial auftreten.

Für die genaue Diagnostik ist jedoch ein neurologischer Status der unteren Extremität unerläßlich, gerade in der hochakuten Anfangsphase muß mehrfach wöchentlich kontrolliert werden, zumal bei voller Kompression der Nervenwurzel der Schmerz nachläßt und die Parese zunimmt.

In Höhe L4 kommt es zur Minderung der Sensibilität im Bereich des vorderen inneren Quadranten des Unterschenkels bis zum inneren Fußrand zur Schwächung des M. vastus medialis, sowie der Supination des Fußes und zum Wegfall bzw. zur Schwächung des Patellarsehnenreflexes (Abb. 5).

Bei der Wurzel L5 kommt es zur Schwächung des Großzehenhebers, zur Minderung der Sensibilität am Vorfuß von der ersten Zehe manchmal bis zum Zwischenzehenraum 4/5 auf der Streckseite. Ein Reflexdefizit ist hierbei nicht zu verzeichnen (Abb. 6).

Bei der Wurzel S1 kommt es zur Schwäche der Pronation des Fußes durch Lähmung der Fußaußenrandheber, zur sensiblen Störung an der Fußaußenseite mit Betroffenheit der Kleinzehe und zur Abschwächung bzw. zum Fehlen des Achillessehnenreflexes.

Blockierung des Kreuzbein-Darmbein-Gelenkes (ISG-Blockierung) 11

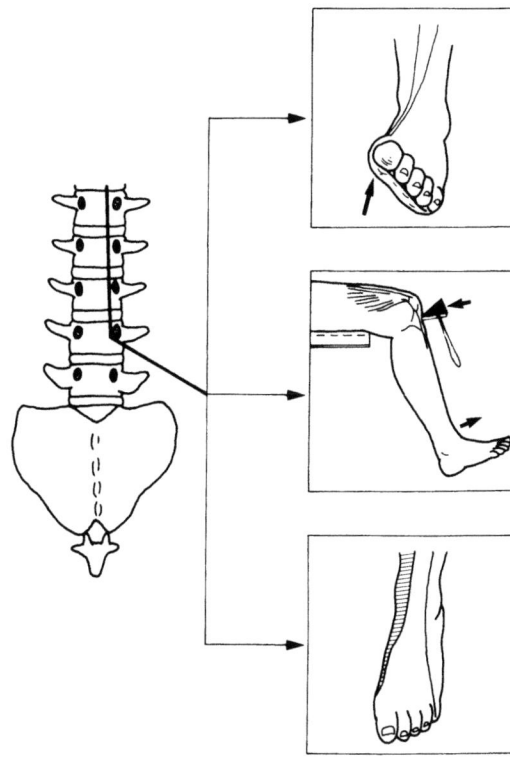

Abb. 5. Neurologische Symptomatik bei Schädigung der Wurzel L4

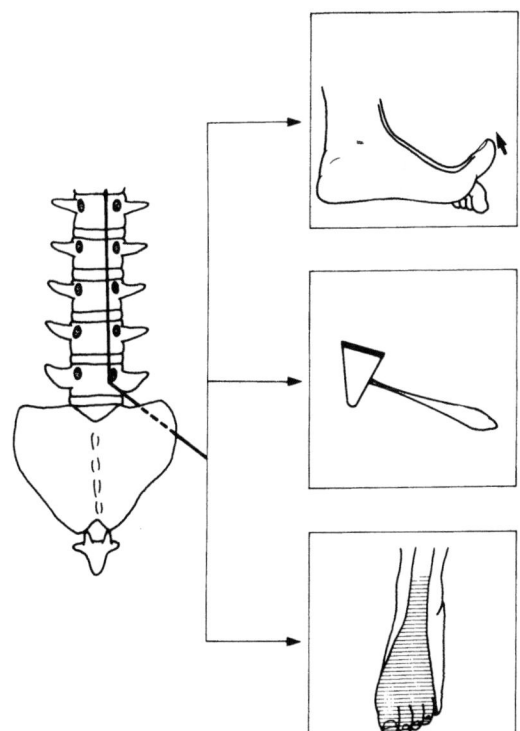

Abb. 6. Neurologische Symptomatik bei Schädigung der Wurzel L5

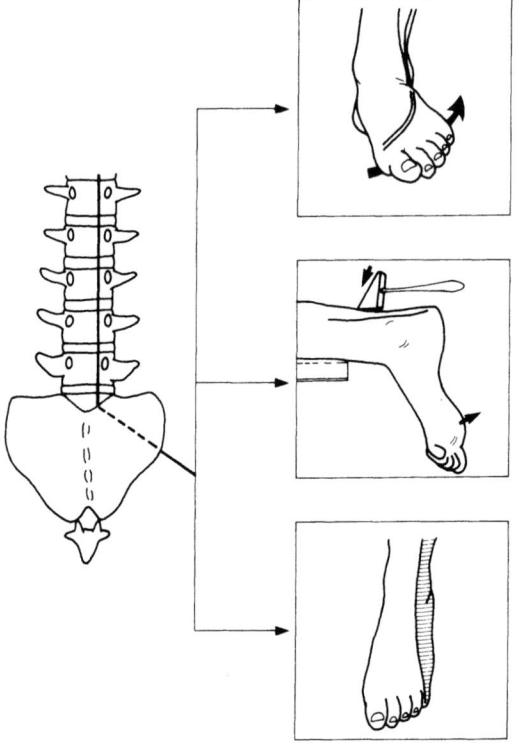

Abb. 7. Neurologische Symptomatik bei Schädigung der Wurzel S1

Untersuchung des Kreuzbein-Darmbein-Gelenkes

Zur Funktionsanalyse dieses Gelenkes stehen der manuellen Medizin verschiedene Möglichkeiten zur Verfügung.

Infolge einer Blockierung dorsal kommt es zur Verschiebung des Darmbeins nach hinten unten. Hierdurch wird die Hüftgelenkpfanne nach ventral und proximal verschoben, wodurch im Stand eine Beinverkürzung resultiert, während im Sitzen eine scheinbare Verlängerung vorherrscht. Umgekehrt ist bei einer Blockierung des Kreuzbein-Darmbein-Gelenks nach ventral eine Verschiebung des Darmbeins nach vorn oben und eine Verlagerung der Pfanne nach dorsal unten festzustellen. Hierdurch kommt es im Stehen zu einer scheinbaren Beinverlängerung und im Sitzen zu einer Beinverkürzung. Diese „variable Beinlängendifferenz" nach Derbolowsky (1956) ist auch für den unerfahrenen Untersucher nachzuweisen. Dies ist kein Beweis für eine Funktionsstörung, aber ein Hinweis.

Weiterhin kommt es infolge der Bewegungseinschränkung des ISG zum Vorlaufphänomen. Dieses zeigt ein Mitlaufen der Spina posterior superior bei Rumpfbeuge in der Anfangsphase, während später die nichtblockierte ISG-Seite ebenfalls mitbewegt wird. Regelmäßig findet sich dabei meist auf beiden Seiten ein Ansatzreiz der Beckenbänder an der Spina dorsalis superior des os ilium und am tuber ossis ischii. Bei länger bestehender Blockierung wird der Kreuzschmerz oft eher durch diese Strukturen bedingt, als durch das ausgelöste Reflexgeschehen.

Der eigentliche Beweis einer ISG-Blockierung ist jedoch die Überprüfung des Gelenkspiels, das durch verschiedene manuelle Techniken untersucht werden kann. Näheres hierzu den Lehrbüchern der manuellen Medizin und der Osteopathie zu entnehmen.

Behandlungstechnik

Die üblichen manuellen Behandlungsmethoden, auch mit Muskelenergietechniken (Neumann 1985), sind für eine einfache Kreuzbeingelenkblockierung völlig suffizient. Problematisch wird die Technik bei eindeutigen Bandscheibenvorfällen mit neurologischen Symptomen. Laut den Regeln der Deutschen Gesellschaft für manuelle Medizin ist hier eine Chirotherapie nicht zu empfehlen.

Durch Erarbeitung einer eigenen Technik kann dieses Problem jedoch umgangen werden. Zur manuellen Behandlung des ISG wird hierbei über die Lordosierung der Lendenwirbelsäule eine Verriegelung der kleinen Wirbelgelenke, v.a. im lumbosakralen Übergang, erreicht, wodurch Rotationsbewegungen besonders im betroffenen Bandscheibenabschnitt nicht auftreten.

Durch die Reklination ist darüberhinaus ein Unterdruckphänomen auf die Bandscheiben nicht vorhanden, auch wird ein ventraler Druck verhindert. Das ISG wird durch entsprechende Flexion bzw. Adduktion der Hüfte in die Endstellung gebracht, wobei diese sich von den üblichen Behandlungsmethoden nicht unterscheidet. Zusätzlich zur üblichen Technik wird eine Traktion auf den Oberschenkel, am Knie derselben Seite unter Zuhilfenahme des Beines des Behandlers erreicht, so daß das ISG zum selben Zeitpunkt mittels aktiver Entspannung in seiner Beweglichkeit über die Endstellung hinaus bewegt wird und gleichzeitig eine Traktion auf dasselbe Bein einwirkt. Die Manipulation erfolgt unter Zuhilfenahme des Olecranons des Behandlers am tischfernen Kreuzbein-Darmbein-Gelenk.

Selbstverständlich muß diese Technik erst an unproblematischen Patienten erprobt werden, bevor der Behandler genügend Erfahrung besitzt, um komplizierte Fälle zu behandeln. Auch in der eigenen Entwicklung zeigt sich, daß die Möglichkeiten der Indikationsstellung zur manuellen Behandlung bei Bandscheibenvorfällen deutlich erweitert wurden. Auf keinen Fall darf der Patient gefährdet werden.

Kontraindikation der Chirotherapie

Gerade zur Vermeidung einer Schädigung muß eine saubere Diagnostik vorangehen. Grundsätzlich sollte ein Röntgenbild der behandelnden Region nicht älter als 2 Jahre sein. Entzündungen müssen ausgeschlossen werden, ebenfalls neoplastische Veränderungen. Auch frische Verletzungen, sowie Instabilitäten dürfen nicht manuell angegangen werden. Bei letzteren spielt die Erfahrung des Therapeuten eine entscheidende Rolle, da mit entsprechender Weichteiltechnik auch durchaus instabile Segmente vorsichtig behandelt werden können. Die Entwicklung der neuen Methode war nur in Anbetracht der optimalen Kooperation mit dem Krankengymnasten möglich. Gerade bei hochakuten Schmerzzuständen ist die sofortige Manipulation nicht möglich bzw. patientengefährdend.

14 Einleitung

Krankengymnastische Behandlung

Nach bisheriger Auffassung kam bei akuten Schmerzzuständen eine krankengymnastische Behandlung nicht in Betracht, sondern eher die Anwendung physikalischer Therapie in Form von Wärmeapplikationen und Massagebehandlung bis zum Abklingen der ersten Beschwerden. Zur Behandlung gehören darüber hinaus entlastende Lagerung, entquellende und entzündungshemmende Medikamente und sonstige entspannende Maßnahmen (Heipertz u. Lück 1979). Entgegen dieser Auffassung wurde in Wildbad bereits seit langer Zeit gerade der akute Reizzustand krankengymnastisch behandelt, zunächst, wie auch von den Kollegen vorgeschlagen, durch Lagerung und reizmindernde Maßnahmen.

Ein starres Schema der Krankengymnastik kann nicht erstellt werden. Individuelle therapeutische Maßnahmen sind erforderlich. Hierbei muß der Therapeut besonders im Umgang mit dem Schlingentisch erfahren sein, womit eine segmentale Lagerung und Behandlung möglich ist. Der Schlingentisch ist ein von Ludwig Halter in Wildbad weiterentwickeltes Gerät, das seinen Ursprung in England nahm, jedoch dort nur als Lagerungsgerät benutzt wurde. Er ist 2,20 m lang, 0,80 m breit und 2,10 m hoch. Das Ziel besteht darin, eine Behandlung unter Abnahme der Eigenschwere hubarm durchzuführen, ähnlich wie im Wasser. Durch differen-

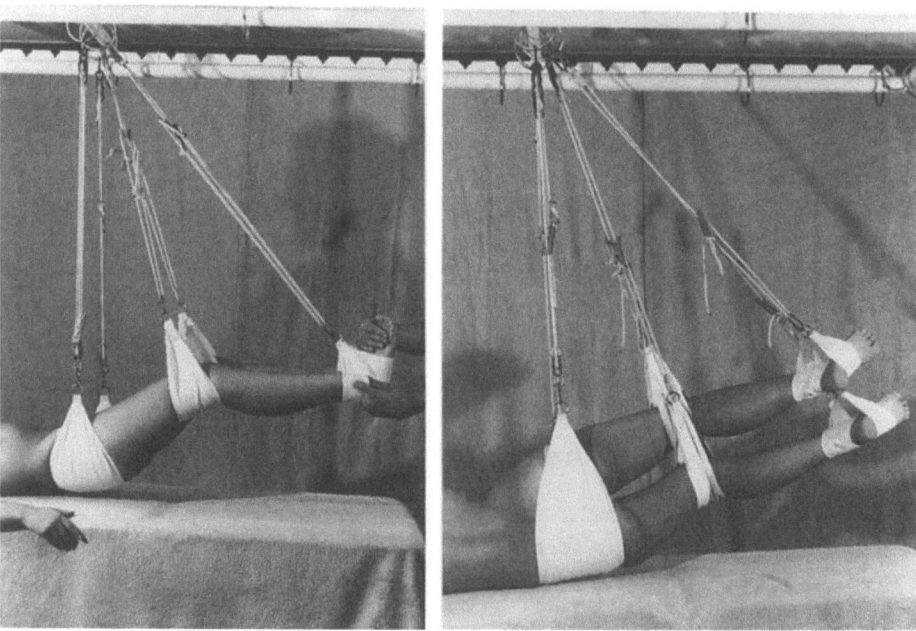

Abb. 8 *(links).* Becken-Bein-Fuß-Aufhängung zur Behandlung der unteren Lendenwirbelsäule mit aktiver Extension des Fußes und Herunterdrücken der Ferse bei gleichzeitiger vorsichtiger Traktion am Bein durch den Behandler

Abb. 9 *(rechts).* Seitaufhängung zur Behandlung des unteren Bereichs der Lendenwirbelsäule

zierte Wahl des Aufhänge- und Behandlungspunktes ist eine segmentale Behandlung im Sinne der Lockerung, Entspannung, Kräftigung, Stabilisation, Mobilisation und Extension möglich. Hierzu bedarf es jedoch einer jahrelangen Erfahrung unter Anleitung, da die Gefahr einer Fehlbehandlung sehr groß ist. Häufig werden durch Verwechslung von Aufhänge- und Behandlungspunkt Scherkräfte produziert, die die Symptome eher verschlimmern als lindern.

Im Bereich der Lendenwirbelsäule kann durch entsprechende Einstellung der Oberschenkellängsachse eine flexorische oder extensorische Ausgangsstellung der Lendenwirbelsäule erreicht werden, die bei gleichzeitiger einseitiger Aufhängung eine Rotation mitermöglicht, ebenfalls im Rahmen der Seitaufhängung eine Lateralflexion.

Hin und wieder ist durch eine Becken-Bein-Aufhängung (Abb. 8) oder Seitaufhängung allein eine Schmerzfreiheit nicht zu erreichen. Besonders bei erheblicher Irritation des ligamentären Apparates im Rahmen von Instabilitäten und Reizen der kleinen Wirbelgelenke ist eine Aufhängung in Bauchlage notwendig. Auch aus dieser Position heraus kann dynamisch stabilisiert und hubarm mobilisiert werden (Abb. 10).

Bei dieser Therapie kommt die Erfahrung der manuellen Behandlungstechnik voll zum Tragen, die eine segmentale Einstellung des Gelenks ermöglicht. Erst auf dieser Grundlage der gemeinsamen Sprache, der gemeinsamen Untersuchung und der differenzierten Behandlung ist die beschriebene Therapie überhaupt möglich.

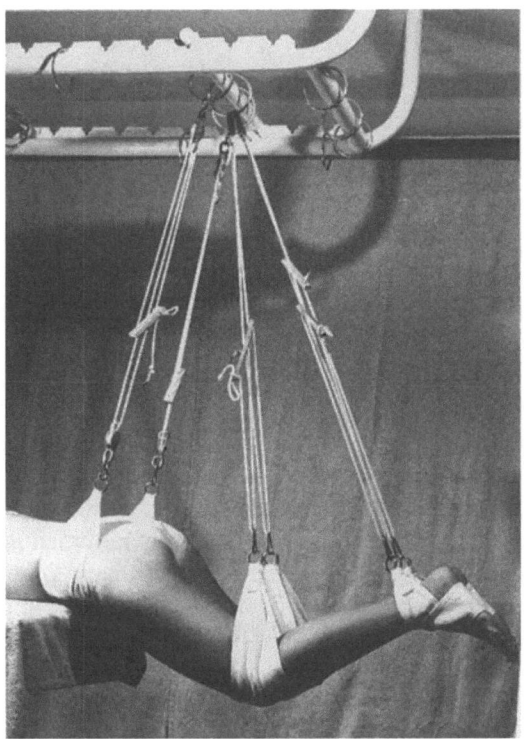

Abb. 10. Aufhängung in Bauchlage

16 Einleitung

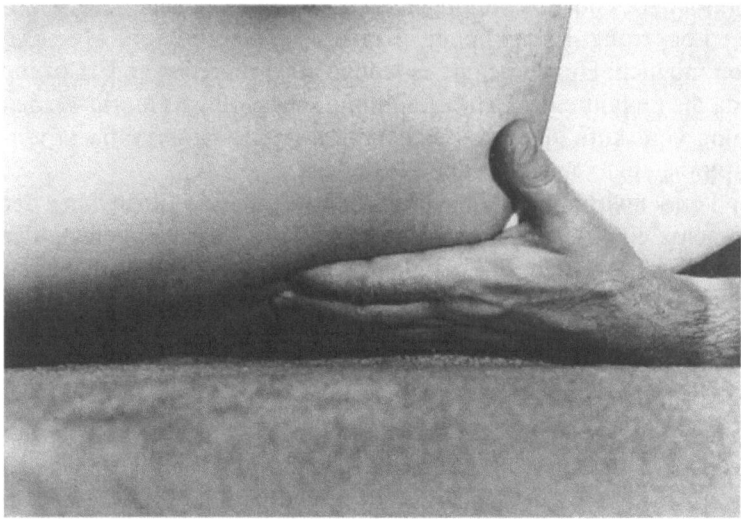

Abb. 11. Abtasten des Gelenks

Die Einstellung eines Segments im Schlingentisch und die Behandlung erfordern eine ständige Tastung des Gelenkes (Abb. 11). Subtile Kenntnisse des Behandlers über die Technik der manuellen Medizin sind hier unbedingt erforderlich.

Der akute Bandscheibenvorfall mit seiner hochschmerzhaften Symptomatik bedarf eines Teams. Eine starre Regel kann nicht erstellt werden, da jeder Fall anders gelagert ist. Nicht immer ist die Anwendung des Schlingentisches möglich, z. B. wenn die Aufhängungen vom Patienten rein körperlich nicht vertragen werden und der Patient das Gefühl hat, eingesperrt zu sein (Klaustrophobie). In diesen Fällen muß man auf die Behandlungsmöglichkeit verzichten und auf andere Methoden zurückgreifen (Abb. 12 und 13).

Die von Heipertz u. Lück (1979) empfohlene Extension im Akutfalle wird von den meisten Patienten nicht vertragen, da offensichtlich länger bestehende Bandscheibenvorfälle Verwachsungen bedingen und durch die Behandlung ein Zug auf den Nerv entsteht. Auch eine bestehende Blockierung des Kreuzbein-Darmbein-Gelenks wird hierdurch irritiert.

Ähnliches ist zur Anwendung von Wärme zu sagen, die im Akutfalle eher verschlimmernd wirkt. Die häufig empfohlene Eisbehandlung ist für den Akutfall wenig geeignet. In der Regel wird zunächst jedoch versucht, den hochakuten Reiz abzufangen, was am besten mit Schlingentischlagerung in schmerzfreier Position erreicht wird. Oft fällt der Patient hierbei in einen Tiefschlaf, da er wegen der lang andauernden Symptomatik ein Schlafdefizit hat. Erst nach dieser Entspannungslagerung kann eine Behandlung erfolgen: Die rückläufige Symptomatik ermöglicht ein vorsichtiges Behandeln der gereizten und verkürzten Muskulatur. Erst hierdurch ist eine relativ gefahrlose Manipulation des Beckens bzw. der Wirbelsäule möglich.

Im Anschluß an die Manipulation erfolgt eine reizmindernde Behandlung, in der Regel mit Schlingentischlagerung bei gleichzeitiger Interferenzstromapplika-

Behandlungstechnik 17

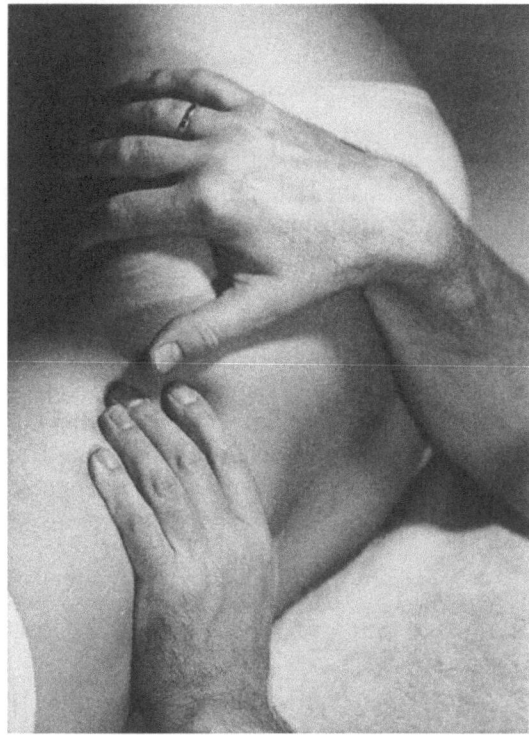

Abb. 12. Dynamische Stabilisation der LWS unter Fixation des Beckens

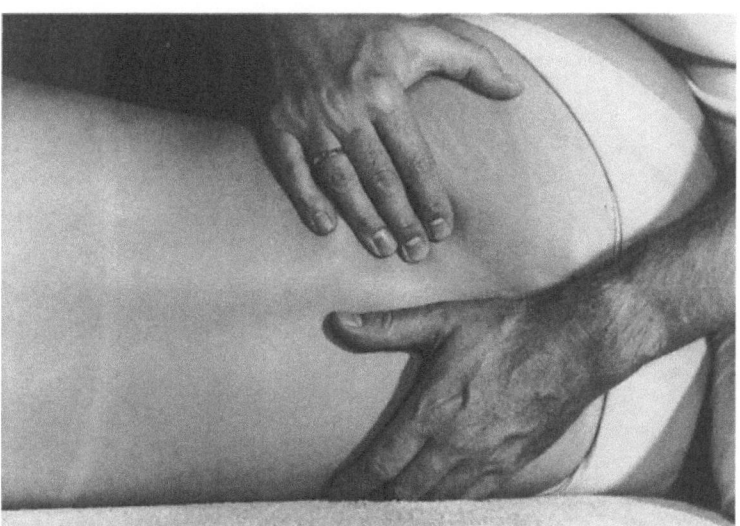

Abb. 13. Mobilisationsbehandlung der Lumbosakralregion

18   Einleitung

tion, unterschwellig mit 90–100 Hz bzw. je nach Fall mit Ultraschallbehandlung oder Eisapplikationen.

Nach dieser reizmindernden Behandlung beginnt der Therapeut sofort mit dynamischer Stabilisation und vorsichtiger hubarmer Mobilisation. Bei diesen Behandlungstechniken muß vor allen Dingen auch die lumbosakrale Verankerung mit ihrer kleinen Muskulatur berücksichtigt werden, ebenso die ventrale Muskelkette. Dies ist im Behandlungskonzept besonders wichtig, da die Beeinflussung von Agonist und Antagonisten durch Reflexmechanismen in die Behandlung miteingebaut werden müssen. Das Beschwerdebild des Patienten ist hiernach meist deutlich gebessert.

Der Patient erlernt unmittelbar daran das richtige Aufstehen und die richtigen Gebrauchsbewegungen, um neue Schmerzzustände zu verhindern. Aus dieser Situation heraus kann dann die Wirbelsäule insgesamt behandelt und das Muskelungleichgewicht beseitigt werden. Hierbei kommen dann auch andere Wirbelsäulenaufhängungen im Schlingentisch zum Tragen, z.B. die Behandlung der thorakolumbalen Region in der BWS-Aufhängung im Sitzen (Abb. 14).

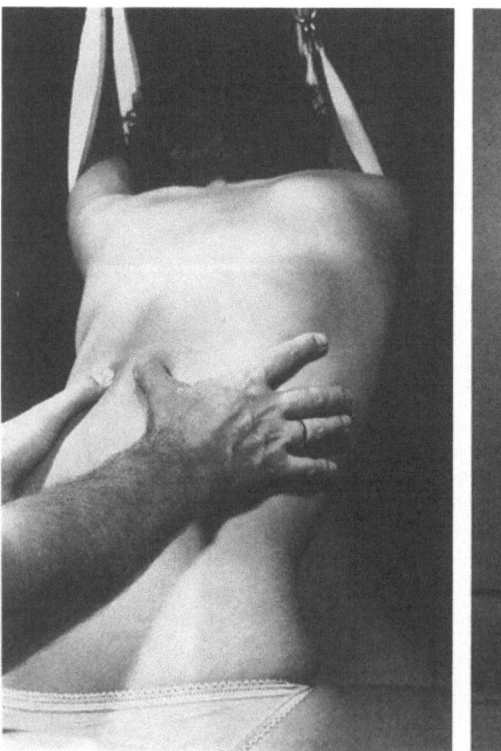 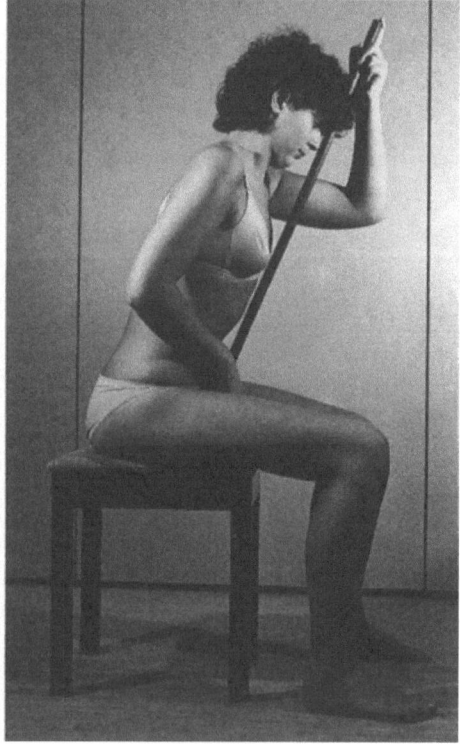

Abb. 14 *(links).* Behandlung der Thorakolumbalregion in Sitzaufhängung im Schlingentisch

Abb. 15 *(rechts).* Einsatz eines Stocks zur Haltungskorrektur beim Sitzen und Aufstehen

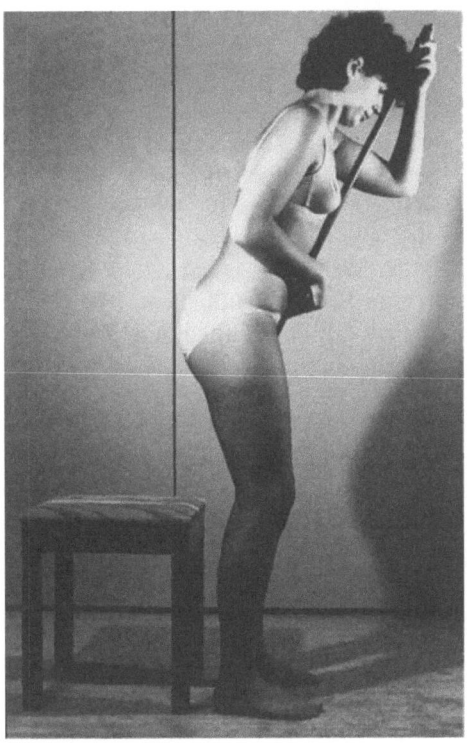

Abb. 16. Fixieren des Rumpfs beim Aufstehen mit Hilfe des Stocks

Zum Trainieren des richtigen Sitzens und Aufstehens wird initial ein Stock verwendet, der in Kontaktfläche mit Symphyse, Sternum, Nasenrücken und Stirn eine Haltungskorrektur bewirkt.

Unter Belassen dieser Kontaktfläche lernt der Patient den Rumpf beim Aufstehen zu fixieren und Beugung und Drehung zu vermeiden.

Krankengymnastik im Thermalwasser. Da wir die Patienten an einem Kurort behandeln, können wir die Wirkung des Thermalbades in unserer Behandlung miteinbeziehen. Hierzu wurde eine krankengymnastische Einzelbehandlung im Thermalwasser ausgearbeitet, wobei der Therapeut mit dem Patienten im Wasser ist. Zunächst erfolgt eine Bindegewebsbehandlung mit Wasserstrahl im Sitzen in speziellen Stühlen und im Anschluß daran eine Aufhängung des Patienten im Wasser unter Zuhilfenahme von Auftriebskörpern. Diese Aufhängung entspricht in etwa der Schlingentischlagerung, wobei im Thermalwasser zusätzlich zum Auftrieb die Wärme als muskelrelaxierendes Agens zum Tragen kommt. Diese krankengymnastische Einzelbehandlung im Wasser findet jedoch nicht in der Akutphase statt, sondern wird nach deren Abklingen in unseren Behandlungsplan miteingebaut.

20   Einleitung

Medikamentöse Behandlung

Selbstverständlich wird in der Akutsymptomatik kurzfristig, sofern möglich, ein Antiphlogistikum evtl. in Kombination mit einem Muskelrelaxans eingesetzt, um auch medikamentös den Reizzustand zu kompensieren. Diese medikamentöse Therapie ist jedoch höchstens für 1-2 Tage erforderlich, da sie gleichzeitig die Gefahr in sich birgt, die Schmerzschwelle zu verschieben und damit neue Reize zu provozieren.

Patient und Therapeut haben bei der Behandlung dann kein Maß für die Grenzen der Belastungsfähigkeit. Langfristige medikamentöse Therapien bei Bandscheibenvorfällen sind damit weder für den Patienten noch für den Behandler sinnvoll.

Ergotherapeutische Behandlung

Zur optimalen Versorgung des Patienten und zur Verhinderung weiterer Rezidive ist eine ergotherapeutische Behandlung mit einbezogen. Dabei wird zum einen die Hilfsmittelversorgung durchgeführt, z. B. in der Anfangsphase mit Strumpfanzieher und Greifzangen, um unnötige Flexionsbewegungen des Rumpfes zu vermeiden. Weiterhin wird die Sitzhaltung des Patienten korrigiert durch Stuhlberatung bzw. Versorgung mit Sitzkeil, der in seiner Höhe individuell angepaßt werden muß.

Auch die Beratung über Arbeitshöhe, Arbeitsplatzgestaltung und Lagerungsmöglichkeiten im Bett werden im Detail besprochen. Gerade für Hausfrauen ist der Arbeitsplatz in der Küche mit seiner zu niedrigen Ebene ausgesprochen problematisch. Für Vielreisende ist eine entsprechende Korrektur im Auto notwendig, z. B. Servolenkung, entsprechende Sitzverstellmöglichkeiten, Automatik und automatische Geschwindigkeitsregulation.

Die ergotherapeutische Beratung findet in Zusammenarbeit mit Arzt und Physiotherapeuten statt, um eine gemeinsame optimale Versorgung des Patienten zu erreichen.

Orthopädisch-technische Versorgung

Die Instabilität des Beckens und der unteren Lendenwirbelsäule können hin und wieder vorübergehend äußere Stützmaßnahmen erforderlich machen. Beim Lokkerungsbecken verwenden wir hierzu einen Beckengurt von ca. 5 cm Breite, der unterhalb der Spina anterior superior angelegt wird und für etwa 6 Wochen Tag und Nacht getragen werden muß, um einen Schrumpfungsprozeß des Bindegewebes von Symphyse und Kreuzbein-Darmbein-Gelenk zu erreichen.

In vereinzelten Fällen extremer Belastung der Lendenwirbelsäule (z. B. landwirtschaftliche Tätigkeit mit viel Traktorfahren) wird ein Lendenstützmieder bei der belastenden Tätigkeit angewandt. Ansonsten versuchen wir möglichst, diese äußeren Stützen zu vermeiden, um einen Abbau der Muskulatur zu verhindern.

STUDIE

Umfang

Die Studie umfaßt 700 Patienten mit eindeutig durch Myleographie bzw. CT nachgewiesenen Bandscheibenvorfällen mit klaren Ischialgien und nervalen Ausfällen. Eine andere Gruppe von Patienten mit eindeutig neurologischen Ausfällen, bei denen durch rasch einsetzende Therapie die Symptomatik rückläufig war und damit eine weitere Diagnostik nicht erforderlich wurde, konnte leider nicht in diese Studie einfließen. Zur genauen Nachprüfbarkeit und Dokumentation wurde daher ausschließlich auf nachgewiesene Bandscheibenvorfälle zurückgegriffen.

Von diesen 700 behandelten Bandscheibenvorfällen mußten 23 wegen Nichtansprechens der konservativen Behandlung operiert werden. Ursache für die Therapieresistenz waren Instabilitäten (z. B. bei Bogenresektion im Rahmen eines Keilwirbels) oder die Kombination von Massenvorfall mit engem Spinalkanal. In vielen Fällen waren auch die geringe Schmerztoleranz des Patienten und die ungenügende Einsicht mit Anlaß zur Operation. Im Rahmen der Fallschilderung wird hierauf weiter eingegangen.

Analysen

Die bereits von früheren Untersuchungen (Krämer 1978) bestätigte Häufung von Bandscheibenvorfällen zwischen dem 30. und 60. Lebensjahr wird auch hier voll

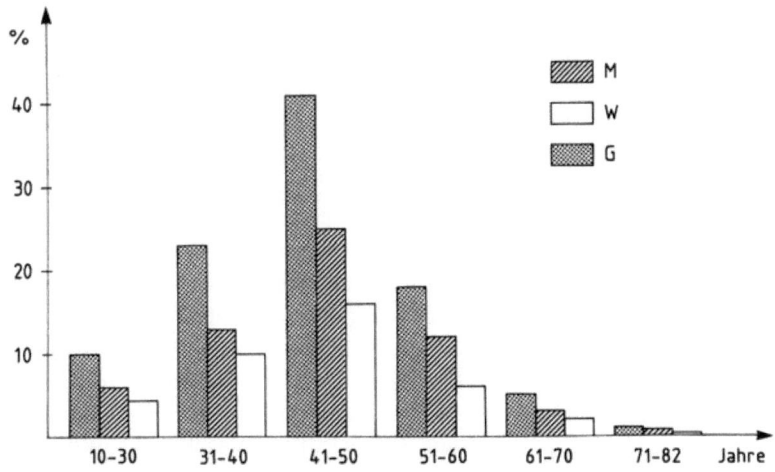

Abb. 17. Häufigkeit von Bandscheibenvorfällen nach Altersgruppen (in %; n = 700)

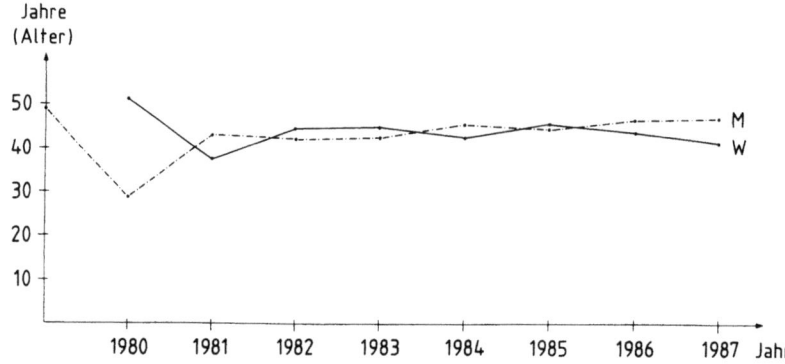

Abb. 18. Durchschnittsalter der Patienten in Jahren (n = 700); der jüngste Patient war 16, der älteste 87 Jahre alt

bestätigt. Ebenfalls überwiegt das männliche Geschlecht mit 60% der Fälle gegenüber dem weiblichen mit 40%, wie es bereits Tannich 1976 in einer Untersuchung nachweist.

Auch die Altersverteilung in den verschiedenen Behandlungsjahren für Männer und Frauen schwankt nur wenig um den Durchschnitt von 44 Jahren. Lediglich in der Anfangszeit war eine höhere Streubreite infolge der geringen Fallzahlen nachzuweisen.

Dies scheint nicht nur auf eine vermehrte funktionsmechanische Belastung, sondern auch auf einen noch unbekannten geschlechtsspezifischen Faktor zurückzuführen sein. Die altersmäßige Häufung zwischen dem 30. und 60. Lebensjahr ist durch die besondere biomechanische Konstitution der Bandscheibe zu erklären, wenn der Quelldruck des Gallertkerns auf die bereits nachlassende Widerstandskraft des Anulus fibrosus trifft. Im fortgeschrittenen Alter ist der Quelldruck des Gallertkerns geringer und somit auch die Gefahr eines Bandscheibenvorfalls, trotz zunehmender Degeneration des fibriösen Ringes.

Mit eingegangen in die Studie sind 147 Patienten, die bereits vorher an einem Bandscheibenvorfall operiert waren und die jetzt einen Rezidivprolaps hatten. Die Behandlungsdauer bei diesen Patienten war auffallend kürzer als bei den übrigen Patienten. Hier konnte bereits innerhalb der ersten 5 Wochen in über der Hälfte der Fälle eine Wiederherstellung erreicht werden.

Bei den Patienten ohne vorherige Bandscheibenoperation war dies nur in rund 45% der Fälle möglich. Innerhalb der ersten 10 Wochen lagen beide Gruppen in etwa jedoch gleich. Die vorher bereits Operierten waren nach 10 Wochen zu 80% wiederhergestellt, während die Nichtoperierten zu 79% wiederhergestellt waren. Offensichtlich spielt die vor der Operation erlernte Körperbeherrschung und Verhaltensmotorik hier eine Rolle. Durch die besseren Bewegungsmuster provoziert der Patient weniger zusätzliche Reize und kann schneller rehabilitiert werden.

Die Altersverteilung der Behandlungsdauer zeigt eine interessante Konstellation: Die eigentliche betroffene Altersgruppe zwischen 31 und maximal 60 Jahren benötigt die kürzeste Behandlungsdauer, während die Jugendlichen zwischen 16 und 30 länger angeleitet werden müssen. Hierbei spielen die Ersterfahrung mit

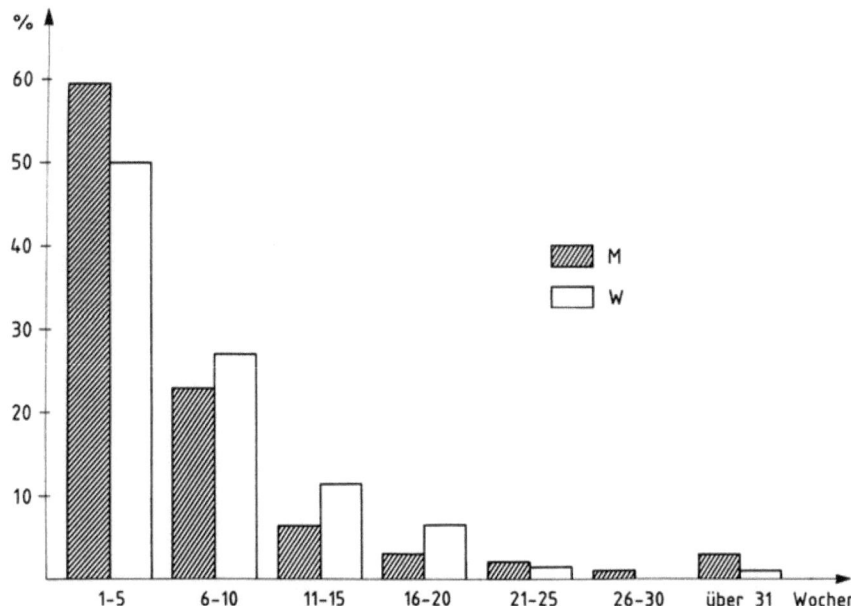

Abb. 19. Behandlungsdauer von bereits vorher bandscheibenoperierten Patienten (n = 147)

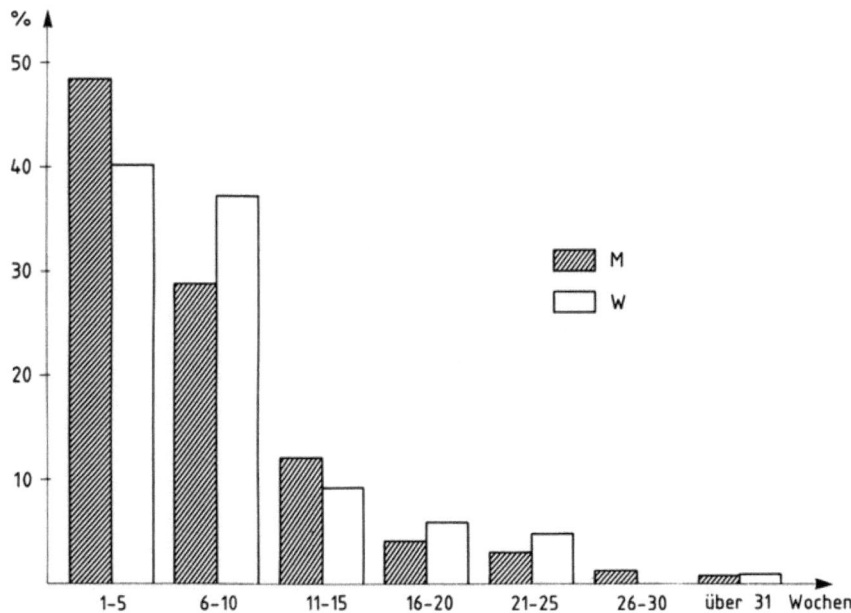

Abb. 20. Behandlungsdauer der Patienten ohne vorherige BSV-Op. (n = 553)

24 Studie

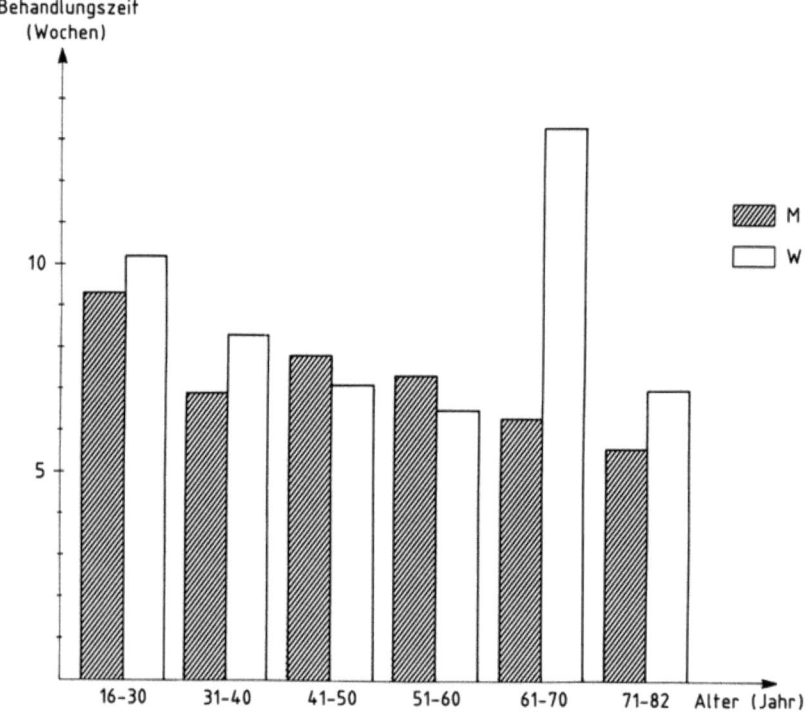

Abb. 21. Behandlungsdauer in Wochen, unterteilt nach Altersgruppen (n = 700)

dem Krankheitsbild eine Rolle, die ungünstigen Bewegungsmuster und vielleicht auch die zunächst ungenügende Einsicht in die Selbstaktivität.

Jenseits von 60 Jahren werden die Behandlungszeiten wiederum länger. Hierbei ist sicherlich von Bedeutung, daß dort die akuten Bandscheibenvorfälle weniger im Vordergrund stehen als die Beeinträchtigung der Nervenwurzel durch Osteophyten an den Wirbelkörperhinterkanten und an den Gelenkfortsätzen. Diese akute Symptomatik trifft auf eine vorgeschädigte bzw. degenerierte Wirbelsäule. Bei dieser Personengruppe steht die Reizminderung im Vordergrund und weniger die Stabilisation, wodurch die relativ kurze Behandlungsdauer erklärt werden kann. Interessant ist hierbei ebenfalls die etwas längere Behandlungsdauer von Frauen bis zum 40. Lebensjahr und ebenfalls jenseits des 60. Hierbei spielt wahrscheinlich die soziale Situation mit Mutterdasein und Kindererziehung und die damit verbundene zeitliche Inanspruchnahme eine Rolle, jenseits des 60. Lebensjahres könnte die hormonelle Situation von Bedeutung sein.

Im entscheidenden Alter zwischen dem 41. und dem 60. Lebensjahr, wo sich die größte Häufung von Bandscheibenvorfällen findet ist ein wesentlicher Unterschied zwischen den beiden Geschlechtern nicht zu erkennen.

Die Behandlungsdauer in den verschiedenen Jahren schwankte erheblich, wobei zunächst nach anfänglicher Abnahme ein Anstieg sowohl bei Männern als auch bei Frauen nachweisbar war. Hierbei wird ersichtlich, daß anfangs immer komplizierterer Fälle in die Behandlung miteinbezogen wurden. Ab 1984 konnte

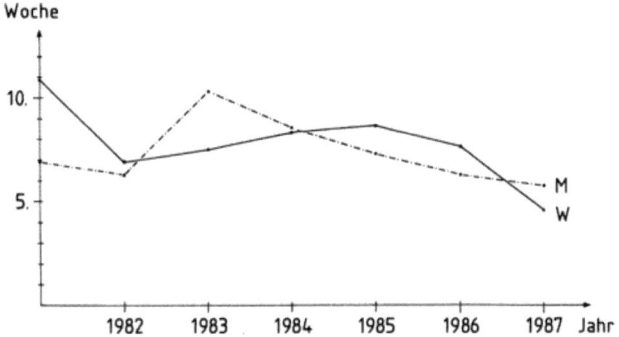

Abb. 22. Vergleich der Behandlungsdauer in den Jahren 1981–1987

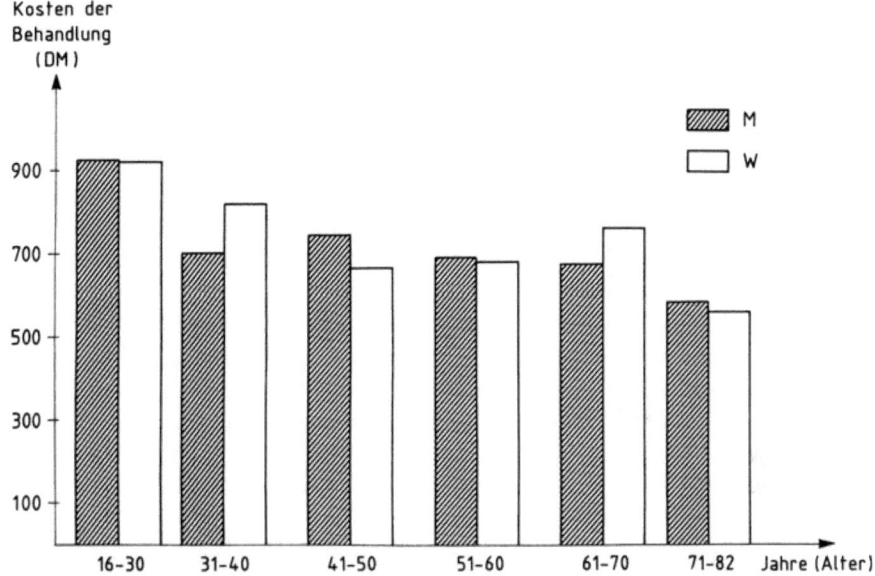

Abb. 23. Behandlungskosten je Fall mit BSV (n = 700); Aufteilung nach Altersgruppen

durch die optimierte Kooperation zwischen Therapeut und Arzt eine deutliche Verkürzung der Behandlungsdauer erreicht werden. Diese betrug 1981 noch 8,9 Wochen und konnte auf 5,23 im Jahre 1987 reduziert werden.

Betrachtet man die Behandlungskosten je Fall, ist ebenfalls kein wesentlicher Unterschied zwischen Männern und Frauen vorhanden. Als Grundlage für die Errechnung der Behandlungskosten wurden zunächst das Arzthonorar gemäß Ziffer 1,65 und 3306 BMÄ mit 31,55 DM, die KG-Landbehandlung mit Schlingentisch, Extension und BGM mit 33,50 DM sowie die KG-Wasserbehandlung mit Bindegewebsbehandlung und Einzeltherapie im Wasser durch den Therapeuten einschließlich Eintrittsgeld für das Thermalbad mit 35,00 DM (1981 und 1982 mit 34,50 DM) erfaßt.

Hierbei werden chirotherapeutische Maßnahmen und Arztbehandlung je nach Anzahl, krankengymnastische Land- und Wasserbehandlung jeweils einzeln erfaßt. Die medikamentöse Therapie fand nur in seltenen Fällen statt und ist damit als Kostenfaktor ohne Bedeutung. Die Behandlung mit Antiphlogistika oder Muskelrelaxantien war anfangs in einigen Fällen nötig, da die Schmerzsymptomatik hochakut war. Eine längerfristige medikamentöse Therapie fand nicht statt. Hierdurch würde die Schmerzschwelle des Patienten verschoben, so daß Arzt, Therapeut und Patient kein Maß für die Grenze der Beweglichkeit haben. Dies ist von großer Bedeutung, da üblicherweise die Akutfälle fast nur mit Arzneimittel behandelt werden. Durch die schwerzfreie Lagerung im Schlingentisch und die rasche Beschwerdefreiheit im Rahmen der Kooperation konnte hierauf verzichtet werden.

Ebenfalls nicht berücksichtigt werden konnten die Selbstbeteiligungskosten der Patienten bei Unterkunft und Verpflegung, da unterschiedliche Ansprüche vorhanden waren. Diese privaten Kosten sind jedoch für die Krankenversicherung nicht relevant, da sie ohnehin nicht erstattet werden.

Bei der Betrachtung der eigentlichen Behandlungskosten zeigt sich, daß diese bei der Altersgruppe zwischen 16 und 30 Jahren aus vorgenannten Gründen am höchsten waren und keine geschlechtsspezifischen Unterschiede nachwiesen. Bei den übrigen Altersgruppen sind die Kosten in etwa. Durchschnittlich kostet eine Behandlung 735,06 DM, wobei ab 1984 infolge der größeren Erfahrung eine Abnahme der Behandlungskosten zu verzeichnen ist. Im Jahre 1987 lag der Durchschnitt bei 620,00 DM! Dieser Effekt ist ausschließlich durch die Optimierung der Therapie zu erklären.

Zur Senkung von Kosten und Behandlungsdauer hat wesentlich die Steigerung der gezielten chirotherapeutischen Eingriffe zum optimalen Zeitpunkt beigetragen, andererseits auch die Erfahrung in der Physiotherapie von hochakuten Patienten.

Die Anzahl der physiotherapeutischen Behandlungen sank von 1985 bis 1987 kontinuierlich. Trotz der Zunahme an komplizierten Fällen ist die Anzahl der krankengymnastischen Landbehandlungen rückläufig, da infolge der Erfahrung effektiver gearbeitet werden konnte.

Weiterhin war eine auffallende Senkung der KG-Wasserbehandlungen bei Bandscheibenvorfällen, vor allen Dingen bei Männern zu verzeichnen.

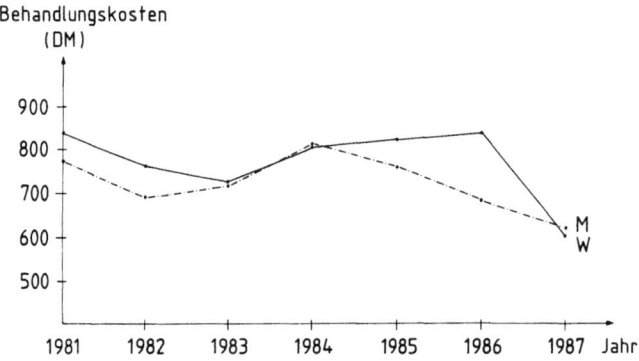

Abb. 24. Behandlungskosten im Vergleich der Jahre 1981-1987; (n = 700)

Analysen 27

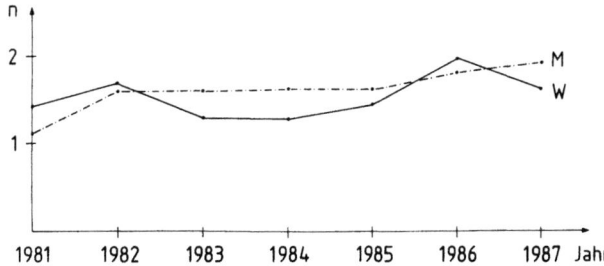

Abb. 25. Anzahl der chirotherapeutischen Behandlungen von Patienten mit BSV (n = 700); Aufgliederung nach Jahren

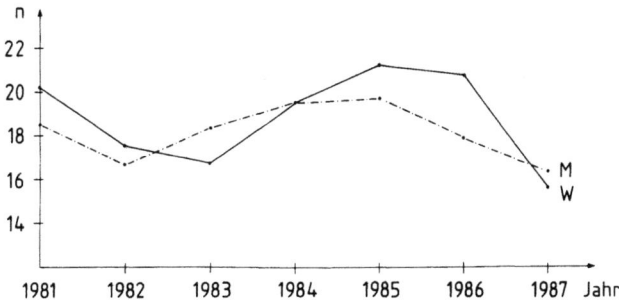

Abb. 26. Anzahl der KG-Landbehandlungen von Patienten mit BSV (n = 700); Aufgliederung nach Jahren

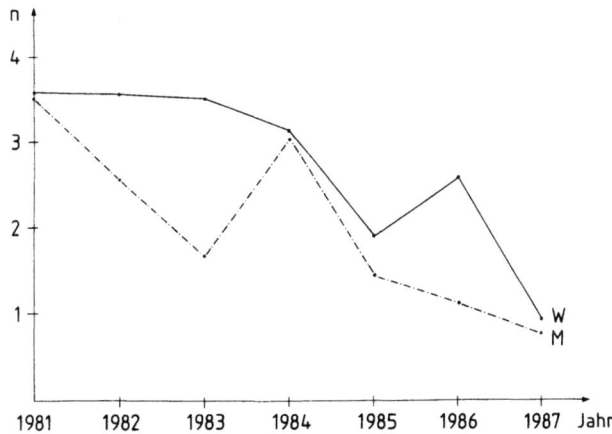

Abb. 27. Anzahl der KG-Wasserbehandlungen von Patienten mit BSV (n = 700); Aufteilung nach Jahren

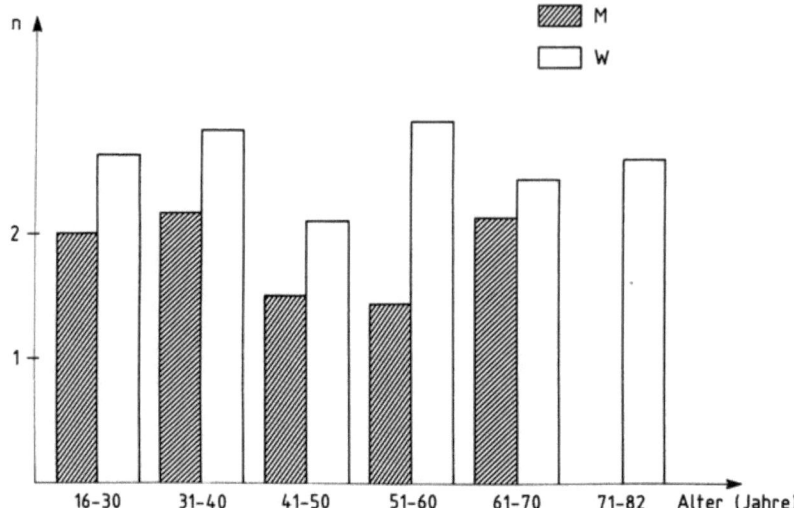

Abb. 28. Anzahl der KG-Wasserbehandlungen von Patienten mit BSV (n = 700); Unterteilung nach Altersgruppen

Bei genauer Betrachtung der Behandlungskosten ist hier ein deutlicher Zusammenhang sichtbar. Heute werden die Wasserbehandlungen nur noch gegen Ende der Akutphase eingesetzt, wenn der Reizzustand weitgehend kompensiert, die Stabilität des blockierten Gelenks wieder gewährleistet ist und lediglich noch muskuläre Reaktionen beim Schmerzgeschehen eine Rolle spielen. Durch die Optimierung der Kooperation zwischen Krankengymnasten und Chirotherapeuten ist ein längeres Anhalten des muskulären Reizes nicht mehr vorhanden, so daß auf die Wasserbehandlung zunehmend verzichtet werden kann.

Betrachtet man die Wasserbehandlungen insgesamt nach den Altersgruppen, fällt auf, daß bei Männern am wenigsten Wasserbehandlungen erforderlich sind und daß im altersgemäß hauptsächlich betroffenen Bereich die Wasserbehandlung am geringsten ist. In der jüngeren Altersgruppe muß häufig auch unter Berücksichtigung der Fehlhaltung längerfristig gearbeitet werden, wobei sich dabei die Wasserbehandlung sehr positiv auswirkt. Die Dominanz der Frauen im gesamten Bereich ist eher durch die vermehrte vegetative Irritabilität bedingt, die auf die Wasserbehandlung gut anspricht.

Die Anzahl der Krankengymnastikbehandlungen zeigt keine wesentlichen geschlechtspezifischen Unterschiede. Offensichtlich ist in der Gruppe von 16 und 30 Jahren eine vermehrte Intensität nötig, um Fehlhaltungen und Fehlbewegungsmuster zu korrigieren und langfristig zu stabilisieren. Auch ältere Patienten können durch die individuelle Betreuung gezielt behandelt werden ohne sie zu überfordern. Die Anzahl der Behandlungen bleibt weitgehend gleich, wenn auch möglicherweise die Intensität der einzelnen Physiotherapie rückläufig ist.

Bei der Anzahl der chirotherapeutischen Behandlungen ist ebenfalls die Gruppe zwischen 16 und 30 Jahren am meisten betroffen, da hier die meisten Fehlbewegungsmuster zu finden sind. Die hauptsächlich betroffene Gruppe zwi-

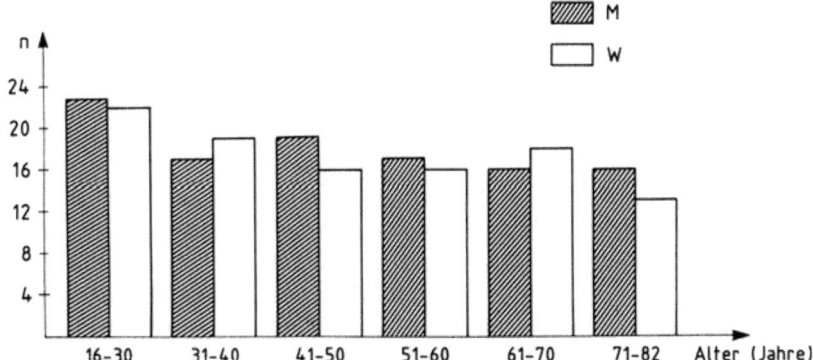

Abb. 29. Anzahl der KG-Landbehandlungen von Patienten mit BSV (n = 700); Unterteilung nach Altersgruppen

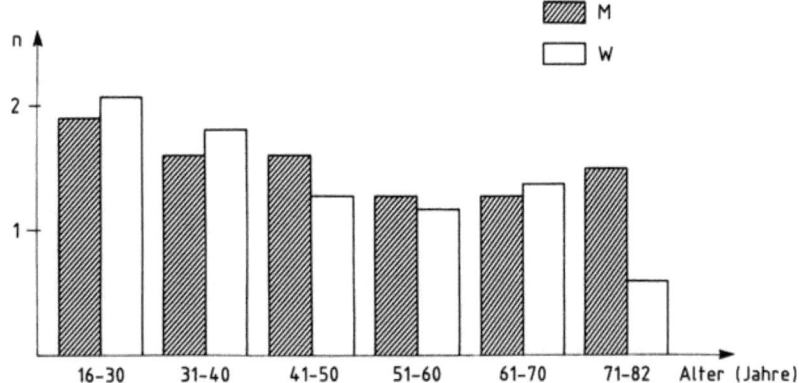

Abb. 30. Anzahl der chirotherapeutischen Behandlungen von Patienten mit BSV (n = 700); Unterteilung nach Altersgruppen

schen dem 41. und dem 50. Lebensjahr hatte keine vermehrten chirotherapeutischen Maßnahmen nötig.

Die Anzahl der chirotherapeutischen Behandlungen stieg in den Jahren von 1984-1987 leicht an. Interessanterweise ist zum selben Zeitpunkt eine Reduktion der KG-Landbehandlungen und der KG-Wasserbehandlungen möglich. Auch die Behandlungskosten sanken von diesem Zeitpunkt an.

Dies zeigt, daß die Chirotherapie gezielter und zum optimalen Zeitpunkt eingesetzt wurde. Hierdurch konnten die übrigen therapeutischen Maßnahmen reduziert werden.

Wie bei der Krankengymnastik kann auch bei der Chirotherapie nicht von einem starren Schema ausgegangen werden. Der optimale Zeitpunkt der Chirotherapie ist nur durch Kooperation und Erfahrung zu erzielen.

Ergebnis

Zusammenfassend kann als Ergebnis der Studie gesagt werden, daß sich aufgrund der Optimierung der Behandlung und durch Erfahrung die Behandlungskosten drastisch reduzieren lassen. Ein unmittelbarer Zusammenhang von gezielter Chirotherapie zum optimalen Zeitpunkt und niedrigen Behandlungskosten ist nachweisbar. Mit zunehmender Erfahrung läßt die Notwendigkeit Wasserbehandlungen nach. Wegen der Fehlbewegungsmuster bei Jugendlichen und jungen Erwachsenen, die frühzeitig zu Bandscheibenvorfällen führen, ist eine höhere Intensität an Chirotherapie, Physiotherapie und Wasserbehandlung notwendig, um das Ziel zu erreichen. Ebenfalls muß die Wasserbehandlung vermehrt bei Frauen eingesetzt werden, da diese Patientengruppe durch die Wirkung des Thermalwassers und den Auftrieb besser beeinflußt werden kann. Diese Statistik darf nicht darüber hinwegtäuschen, daß es kein starres Behandlungsschema gibt. Die Bandscheibenvorfälle waren durchaus verschiedener Genese und von unterschiedlicher Problematik.

Die Ursachen für das Versagen der Behandlung in 23 Fällen sind sehr unterschiedlich. In einigen Fällen war die Kombination zwischen Massenvorfall und engem Spinalkanal die Ursache, in anderen die Instabilität, besonders nach vorheriger Bandscheibenoperation.

Die weitaus größere Zahl der therapieresistenten Fälle zeigte eine auffallende Psycholabilität, hervorgerufen durch hochakute Schmerzen und den langen Krankheitsverlauf. Die Belastbarkeit dieser Patienten war erheblich reduziert, so daß aktive Mitarbeit kaum möglich war. Wegen der unterschiedlichen Symptomatik war aufgrund der geringen Fallzahl eine statistische Erfassung nicht möglich. Auf die verschiedenen Ursachen wird im Rahmen der folgenden Fallbeschreibungen näher eingegangen. Diese sollen die Therapie näher verdeutlichen, wobei auch die Berücksichtigung der Lebensumstände der Patienten von großer Bedeutung ist.

FALLBEISPIELE

Bandscheibenvorfall und Störung der Bewegungskette

Wie aus der Beschreibung der Methodik ersichtlich, spielt die Blockierung des Kreuzbein-Darmbein-Gelenkes bei der Aktivierung eines Bandscheibengeschehens eine große Rolle. Häufig ist der Bandscheibenvorfall schon länger vorhanden und wird durch die Torsion des Sakrums im Rahmen der Blockierung auf den Nerv gedrückt, wodurch zusätzlich zum pseudoradikulären Geschehen eine Ischialgie entsteht. Durch Beseitigung der Funktionsstörung läßt sich das Geschehen zurückdrehen, als Beispiel sei hierfür Fall 1 genannt.

FALL 1

Alter: 39 Jahre
Geschlecht: männlich
Beruf: Mechaniker, stehende Tätigkeit
Behandlungsbeginn: 22.09.1981
Behandlungsende: 30.10.1981

Anamnese. Seit 2 Wochen klagt der Patient über starke Schmerzen, von der LWS ausstrahlend ins linke Bein, deutlichen Husten- und Niesschmerz.
  Klinisch findet sich eine akute Lumboischialgie mit Zehenheberparese links bei ISG-Blockierung links.

Befund. Flachrücken mit Linksseitsüberhang des Oberkörpers, erhebliche Verspannung der LWS-Muskulatur. Segmental ISG-Blockierung links und L5/S1, Druckschmerz über Dornfortsatz LWK 5.

Neurologie. Lasègue-Zeichen links endgradig positiv mit positivem Bragard-Zeichen, keine sensiblen Störungen, deutliche Fußheberschwäche links, Schmerz im gesamten Bein, Reflexe seitengleich.

Diagnose. Akute Lumboischialgie links mit Zehenheberparese, ISG-Blockierung links.

Therapie. Sofortige Chirotherapie der ISG-Blockierung mit anschließender Krankengymnastik in Becken-Bein-Fuß-Aufhängung.
  Hierbei fällt v. a. die Verspannung und Verkürzung der kleinen und mittleren Glutealmuskulatur auf. Es folgt eine Behandlung mit Elektrotherapie und vorsichtigen Extensionen, während der linke Fußheber stetig an Kraft zunimmt und leichte Schwankungen sowie Schmerzzustand im linken Bein auftreten. Infolge des schweren Muskelungleichgewichtes war eine erneute Manipulation am 29.09. 1981 erforderlich. Bei Abschluß der Behandlung am 24.10.1986 war der Patient voll arbeitsfähig, neurologischen Ausfälle nicht mehr nachweisbar.

Behandlungsdosierung: 22mal Landbehandlung, 9mal Wasserbehandlung.
Am 11.09.1984 Auftreten eines Rezidivs nach Verheben, hierbei kein Überhang, leichtes Linkseitsausweichen des Oberkörpers, segmental akute ISG-Blockierung links.

Neurologie. Lasègue-Zeichen endgradig positiv ohne positives Bragard-Zeichen, keine sensiblen und motorischen Ausfälle, Reflexe seitengleich mittellebhaft auslösbar.

Durch Chirotherapie mit nachfolgender KG sofortiges Nachlassen der Spannung der paravertebralen Muskulatur. Zum Teil trat ein leichtes Brennen im Gesäßbereich auf, vor allen Dingen der M. piriformis war sehr stark druckschmerzhaft, wodurch der Patient nur sehr schwer sitzen konnte.

Therapie. Im wesentlichen in Form von Gehschule und Dehnung des M. piriformis und des M. tensor fasciae latae. Hierdurch sofortiges Nachlassen des Reizzustands. Nach 12 Behandlungen war der Patient beschwerdefrei und voll arbeitsfähig.

Letzte Kontrolluntersuchung am 09.10.1986, hierbei keine neurologischen Ausfälle und keine Schmerzzustände.

Kosten Erstbehandlung: DM 1151,35,
Kosten Zweitbehandlung: DM 554,10.

Merke: Die Störung der Bewegungskette führt zur Reaktivierung des alten Bandscheibengeschehens.

Die Funktionsstörung braucht nicht dieselbe Seite zu betreffen, sondern kann durchaus auch auf der kollateralen Seite sein. Oft entwickelt sich diese Symptomatik langsamer, wie Beispiel 2 zeigt. In diesem Fall war die Störung auf der kontralateralen Seite, wodurch ein extremes Krankheitsbild provoziert wurde.

FALL 2

Alter: 52 Jahre
Geschlecht: männlich
Beruf: Bankier
Behandlungsbeginn: 17.02.1986
Behandlungsende: 10.03.1986

Anamnese. Im Herbst 1985 beim Laubrechen akute Lendenbeschwerden, die durch Schmerzmittel beherrscht werden konnten. Am 06.01.1986 akute Schmerzen, ausstrahlend ins linke Bein. Behandlung beim Arzt für Orthopädie mit Injektionen und Chirotherapie. Danach langsames Zunehmen des Schmerzes im rechten Bein. Am 28.01.1986 deutliche Verschlimmerung, zunehmend beim Sitzen, keine Ansprechbarkeit auf Antiphlogistika. Beim Liegen keine Beschwerden, kein Hustenschmerz. Nach 20–30 m Gehen Pelzigkeit der Sohle. Behandlung beim Orthopäden, der den Verdacht auf Bandscheibenvorfall (BSV) erhob.

Das *CT* ergab einen BSV L5/S1 rechts; Op. wurde empfohlen. Der Patient stellt sich mit der Frage nach der Möglichkeit einer Behandlung durch uns vor.

Befund. Flachrücken, schwache Rückenstreckmuskulatur, massiver Rechtsüberhang des Oberkörpers. Der Rumpf kann fast nicht bewegt werden und ist nach vorn geneigt.

Manueller Befund. ISG-Blockierung links nach ventral.

Neurologie. Lasègue-Zeichen rechts 45° positiv mit positivem Bragard-Zeichen. Keine sensiblen Ausfälle, Fußheberschwäche rechts, gegen geringen Widerstand anspringend.

CT. Bandscheibenvorfall L5/S1 dorsolateral.

Diagnose. Hochakute Lumboischialgie rechts bei BSV L5/S1 dorsolateral rechts und ISG-Blockierung links nach ventral.

Behandlung. Krankengymnastische Vorbereitung für 3 Tage, danach Manipulation der ISG-Blockierung und krankengymnastische Weiterbehandlung, vorwiegend in der Becken-Bein-Aufhängung im Schlingentisch in der Rückenlage, mit unterschwelliger Interferenzstromapplikation 100 Hz und z.T. auch in das rechte Bein abstrahlend. Am 22.02.1986 erneute chirotherapeutische Behandlung einer Blockierung L3/4 links, Lasègue-Zeichen bei 60° positiv. Nach 8 KG-Behandlungen deutliche Besserung der Fußheberschwäche, nur noch leichte Schmerzen. In Seitlage konnte durch leichte LWS-Dehnung eine völlige Schmerzfreiheit erreicht werden. Anschließend Übungen zur Stabilisation und Koordination nach Klein-Vogelbach unter zunehmender Belastung.

Nach 15 Behandlungen (14 Tage) war der Patient weitgehend schmerzfrei. Die allgemeine Beweglichkeit war noch durch Angst des Patienten eingeschränkt. Weiterbehandlung bei erfahrener ehemaliger Wildbader Therapeutin am Heimatort. Arbeitsunfähigkeit bis 31.03.1986.

Kontrollbefund am 25.04.1986: Keinerlei Reizzustand mehr nachweisbar, keine neurologischen Ausfälle. Völlige Belastbarkeit des Patienten.

Am 08.08.1986 nach Verheben erscheint der Patient sofort bei uns, hierbei akute ISG-Blockierung rechts, die vorsichtig chirotherapeutisch behandelt wird. Anschließend Aufhängung im Schlingentisch. Weil der Patient täglich seine Übungen durchführt, ist eine weitere KG-Behandlung nicht erforderlich. Seither keine Besonderheiten aufgetreten.

Behandlungskosten: DM 945,50.

Merke: Die Funktionsstörung kann durchaus in der anderen Extremität liegen. Ein Bein kommt selten allein!

Hemiparese und Bandscheibenvorfall

Nicht nur die Blockaden, sondern auch Störungen des Muskelgleichgewichts können bei vorliegenden Blockierungen zu einer hochaktuellen Symptomatik führen, wie das Beispiel zeigt, bei dem der Patient eine Hemiparese erlitten hatte und dadurch eine ungleiche Belastung für die LWS erreichte.

FALL 3

Alter: 46 Jahre
Geschlecht: männlich
Beruf: Techniker
Behandlungsbeginn: 19.08.1985
Behandlungsende: 11.09.1985

Anamnese. Im März 1984 neurochirurgische Operation eines Akustikusneurinoms mit Restparese der gesamten linken Körperhälfte. Am 05.08.1985 Vorstellung in einer orthopädischen Klinik wegen einer hochakuten Ischialgie, ausstrahlend in beide Beine, nach mehrstündiger Autofahrt. Erhebliche Verschlimmerung beim Husten und Niesen. Vom Kollegen wurde ein Lasègue-Zeichen beidseitig von 55° festgestellt mit positivem Bragard-Zeichen; keine sicheren motorischen Ausfälle.

Durchführung eines CT, dabei leichte Einengung des Spinalkanals in Höhe L4/5 und im Vergleich zu Voraufnahmen von 1977 zunehmende Verengung des Bandscheibenraums L4/5. Kein sicherer BSV. Überweisung des Patienten durch orthopädische Klinik an uns.

Befund. Flachrücken, massiver Linksseitsüberhang des Oberkörpers mit Linksseitsausweichen bei Vorneige, unbewegliche LWS, erheblich verspannte und schmerzhafte Muskulatur. Segmental ISG-Blockierung links nach dorsal.

Diagnose. Hochakute Lumboischialgie beidseitig bei engem Spinalkanal in Höhe L4/5 (Restparese der linken Körperhälfte nach operativ entferntem Akusatikusneurinom; ISG-Blockierung links nach ventral.

Therapie. Sofortige Manipulation der ISG-Blockierung, nachfolgend intensive KG, wobei hier die Koordinationsschulung mit Übungen nach der funktionellen Bewegungslehre nach Klein-Vogelbach (FBL) und Bobath mit Pezziball, sowie im Vierfüßlerstand und Stand durchgeführt wurde. Zur Kräftigung der Extremitäten wurden außerdem die Techniken der „proprioceptive neuromuscular fascilation" von Kabat und Knott (PNF-Techniken), Bindegewebsbehandlungen und manuelle Mobilisationen der LWS angewandt. Einzelbehandlungen auch im Thermalbad mit Bindegewebsmassage und Einzel-KG mit Auftriebskörpern.

Nach anfänglichen Schwierigkeiten, die Übung koordiniert durchzuführen, merkte man bald eine wesentliche Verbesserung der Geschicklichkeit. Die unterschiedlichen Durchblutungsverhältnisse regulierten sich etwa nach der 13. Behandlung auf das Normale. Durch die Mobilisation des ISG und die wiedergewonne Gleichmäßigkeit beim Gehen wurde das Gangbild auffallend sicherer.

Nach 20 mal Landbehandlung und 8 mal Wasserbehandlung war der Patient beschwerdefrei. Er kommt seither jährlich zur Auffrischung der Therapie, wobei Rezidive nicht mehr aufgetreten sind.

Behandlungskosten: DM 1018,05.

Merke: Muskelungleichgewicht, wie hier die Parese, provoziert eine Überlastung des Bandscheibenbereichs und Blockaden. Diese wiederum verschlimmern die muskuläre Fehlsteuerung. Eine Op. hätte hier nur bedingt Erfolg gebracht.

Computertomographie: beim Nucleus-pulposus-Prolaps die „elektrische Eisenbahn des erwachsenen Mediziners"?

Seit Einführung der CT hat die Zahl der Diagnosen „Bandscheibenvorfall" zugenommen und damit auch die der Operationen. Aufgrund der Erfahrungen mit unseren Patienten kann eindeutig ausgesagt werden, daß aus dem CT allein eine Indikation zur Operation nicht zu stellen ist. Als Beispiel hierzu Patientin 4, die bei positivem CT-Befund und eindeutigen neurologischen Ausfällen die Ursache ihrer Beschwerden sicherlich in einer Störung der Bewegungskette im Sinne einer Blockade des Kreuzbein-Darmbein-Gelenks hatte. Selbst unter erschwerenden Bedingungen in der Therapie war innerhalb kurzer Zeit eine völlige Wiederherstellung möglich.

FALL 4

Alter: 56 Jahre
Geschlecht: weiblich
Beruf: Ärztin
Behandlungsbeginn: 07.02.1986
Behandlungsende: 14.02.1986

Anamnese. Mit 38 Jahren erstmals Beschwerden im Lendenbereich, die jedoch nach der Einnahme von Medikamente sofort nachließen. Seit 28.01.1986 spontan hochakute Schmerzen, von der LWS ausstrahlend ins rechte Bein. Stationäre Behandlung in neurochirurgischer Klinik. Dort wurde im CT ein BSV L4/5 mediolateral rechts festgestellt.

Befund. Flachrücken, Linksseitsüberhang des Oberkörper mit massivem Linksseitsausweichen. Segmental akute ISG-Blockierung rechts nach ventral.

Neurologie. Lasègue-Zeichen rechts bei 60° positiv mit positivem Bragard-Zeichen. Sensible Minderung S1, Motorik ohne Befund, Reflexe seitengleich.

Diagnose. Hochakute Lumboischialgie rechts mit ISG-Blockierung nach ventral bei BSV L4/5 mediolateral rechts.

Therapie. Sofortige chirotherapeutische Behandlung der Beckenblockade, anschließend KG-Aufhängung im Schlingentisch. Hierbei wurde vor allen Dingen ein Druckschmerz über dem Trochanter major rechts manifest (M. glutaeus medius), auffallende Verquellung über beiden Kreuzbein-Darmbein-Gelenken und dem Sakrum.
In der Rückenlage wird die Schlingentischaufhängung nicht vertragen, muß daher abgebrochen werden. Bei leichten Distanzübungen zur Kontrolle des Brustkorb-Becken-Abstandes kann eine Besserung festgestellt werden. Gleichzeitig Elektrotherapie unterschwellig mit Interferenzstrom von 90–100 Hz, hiernach bereits nach 2 Behandlungen Reizminderung. In der Nacht jedoch Zunahme des Bänderreizes, Fortführung der Interferenzstrombehandlung und Distanzübungen ventral zwischen Sternum, Nabel und Schambein. Durch diese Übungen tägliche Verbesserung der subjektiven Beschwerden.
Bei der 5. Behandlung wurde die Becken-Bein-Aufhängung im Schlingentisch als angenehm empfunden. Im Rahmen dieser Therapie mußte eine Blockade L2/3 rechts am 08.02.1986 behandelt werden sowie eine Blockade L2/3 links am 12.02.1986. Täglich erfolgte die ambulante Behandlung in Wildbad, da die Patientin nicht fahren konnte. Nach 7 Behandlungen wurde die Patientin mit einem Behandlungsprogramm auf Band nach Hause entlassen.
Erschwerend kam bei der Intensivtherapie hinzu, daß die Patientin ihren Hund mit nach Wildbad bringen mußte, der wegen der Schneeverhältnisse getragen werden mußte. Durch das dauernde Bücken wurden ständig neue Reize provoziert.
Letzte Untersuchung am 14.02.1986: kein Wurzelreiz, keine neurologischen Ausfälle, kein pathologischer Befund. Die Patientin ist voll belastbar und kann auch lange Reisen ohne jede Probleme überstehen.

Behandlungskosten: DM 345,40.

Merke: Der CT-Befund beim BSV hat keine Aussagekraft für die Prognose einer konservativen Behandlung.

Oft werden die Schmerzzustände auch muskulär provoziert wie in Fall 5, wo der Reizzustand der Glutealmuskulatur eine Ischialgie mit hochakutem Reizzustand vortäuschte; aus dem CT war bereits die Op.-Indikation gestellt worden. Gerade unter Berücksichtigung der sozialen und medizinischen Folgen von Bandscheiben-Op. sollte stets gefragt werden: Was tut weh und warum?

FALL 5

Alter: 70 Jahre
Geschlecht: weiblich
Beruf: Hausfrau
Behandlungsbeginn: 29.12.1986
Behandlungsende: 11.02.1987

Anamnese. Am 23.12.1986 akut nach Verheben Noteinweisung in ein Krankenhaus, von dort Vorstellung in einer orthopädischen Klinik, wo ein BSV L4/5 festgestellt wurde. Op. wurde empfohlen, von der Patientin jedoch abgelehnt. Nach medikamentöser Behandlung durch den Hausarzt erfolgte ein liegender Transport in eine KG-Praxis, wo die Patientin sich kaum rühren kann. Wegen der akuten Sympomatik wurde ich in die Praxis gerufen.

Befund. Hohlrundrücken mit erheblich schmerzhafter Bewegungseinschränkung und Linksseitsausweichen, segmental hochakute ISG-Blockierung links, erheblicher Reizzustand der Glutäalmuskulatur links, Schwäche in beiden Beinen, sehr starke Kopfschmerzen und Kurzatmigkeit mit Angstzustand.

Neurologie. Lasègue-Zeichen endgradig positiv ohne positives Bragard-Zeichen, keine sensiblen motorischen Ausfälle, Reflexe seitengleich.

CT. BSV L4/5 links.

Diagnose. Hochakute Lumbalgie mit erheblichem Reizzustand der Glutäalmuskulatur bei ISG-Blockierung links bei BSV L4/5 links.

Therapie. Sofortige Manipulation der ISG-Blockierung am 29.12.1986, hierdurch sofortige Besserung, Patientin konnte wieder aufstehen und gehen. Nachfolgend Eisbehandlung über ISG und Trochanter major, vorsichtige widerlagernde Übungen aus Rückenlage (FBL) unter Berücksichtigung der ventralen Muskelspannung, Elektrotherapie und Behandlung im Schlingentisch. Nach der Lösung der akuten Symptomatik durch die Manipulation entwickelte sich die Bewegungsverbesserung stetig, nach 3 Behandlungen konnte die Patientin wieder selbständig vom Auto ca. 150 m zu Fuß in die Praxis gehen. Aufgrund des Alters und der geringen Körpererfahrung waren fast vor jeder weiteren Behandlung vorsichtige mobilisierende Griffe für Hüfte und Lendenregion notwendig. Nach der 9. Behandlung wurde die Patientin zu einer Krankengymnastik (KG) am Heimatort überwiesen, um ihr die Fahrten zu ersparen. Am 22.11.1987 mußte noch einmal das ISG links manipuliert werden. Nach 20mal KG war die Patientin völlig beschwerdefrei, keine neurologischen Ausfälle.

Behandlungskosten: DM 757,65.

Merke: Der Reiz der Glutäalmuskulatur ist keine Ischialgie. Der CT-Befund ist hier völlig irreführend. Ursache der Akusymptomatik war die Blockierung. Durch vorsichtige Weichteiltechnik ist auch im hohen Alter eine Chirotherapie möglich.

In Fall 6 wurde aufgrund des CT eine Nukleotomie durchgeführt, die nicht das gewünschte Resultat brachte, da die Funktionsanalyse der Bewegungskette nicht durchgeführt wurde. Außerdem war in diesem Fall die hausfrauliche Belastung der Patientin völlig übersehen worden. Erst nach der Operation war es uns möglich, die Bewegungskette aufzutrainieren, um die Bewegungsmuster zu verbessern. Seither ist die Patientin beschwerdefrei und konnte sogar eine erneute Schwangerschaft ohne Probleme überstehen.

FALL 6

Alter: 31 Jahre
Geschlecht: weiblich
Beruf: Hausfrau
Behandlungsbeginn: 20.01.1984
Behandlungsende: 28.03.1984

Anamnese. Seit 4 Wochen LWS-Beschwerde ausstrahlend ins linke Bein, mit deutlicher Verschlimmerung beim Husten und Niesen. Behandlung beim auswärtigen Chirurgen, der ein CT veranlaßte. Hierbei mediolinkslateraler BSV in Höhe L5/S1 mit Deformierung des Spinalkanals im gleichen Segment durch Randzackenbildung an den Wirbelhinterkanten.

Befund. Flachrücken bei allgemeiner Hypermobilität der Patientin. Schwache Rückenstreckmuskulatur, kein Ausweichphänomen, segmental ISG-Blockierung links nach dorsal, kein Druckschmerz über Dornfortsätzen.

Neurologie bei Behandlungsbeginn. Lasègue-Zeichen negativ, leichte Hyposensibilität L5, keine motorischen Störungen, Reflexe seitengleich.

Diagnose. Akute Lumboischialgie links bei BSV L5/S1 mediolinkslateral.

Therapie. Manipulation der ISG-Blockierung, im Anschluß daran KG zu Hause mit dem Ziel der Stabilisation des Beckens, der Korrektur der Haltungs- und Gebrauchsbewegungen. Reizmindernde Behandlung mit Interferenzstrom. Wegen der vegetativen Stigmatisierung wird eine Eisbehandlung nicht vertragen. Durch diese Behandlung läßt sich das Beschwerdebild der Patientin zunächst gut beherrschen.

Durch ihre hausfrauliche Belastung mit Kindern kommt es erneut zur Irritation, wobei die Patientin sich in eine neurologische Klinik begibt. Dort wurde der BSV festgestellt und umgehend zur Op. geraten. Diese erfolgte am 29.05.1984 in Höhe L5/S1 links.

Hierdurch wurde das Beschwerdebild der Patientin nicht beeinflußt. Sie klagte weiterhin über Schmerzen ausstrahlend ins linke Bein und kam am 27.09.1984 erneut zu uns, wobei eine Intensivbehandlung in Wildbad vom 12.11. bis 05.12.1984 mit täglicher KG durchgeführt wurde. Eine Manipulation war nicht erforderlich. Erst durch die Intensivbehandlung konnte das Beschwerdebild beherrscht werden. In der Folge stellte sich die Patientin mehrfach vor und führte erneut eine Intensivbehandlung im Januar 1986 für die Dauer einer Woche durch. In der Zwischenzeit überstand sie eine Schwangerschaft ohne Probleme und ist seither beschwerdefrei.

Kosten Erstbehandlung: DM 428,70,
Kosten Zweitbehandlung: DM 956,35.

Merke: Die Indikationsstellung zur Nukleotomie allein nach CT und neurologischem Befund bringt keine ausreichenden Ergebnisse, da die Funktionskette unberücksichtigt bleibt.

38   Fallbeispiele

Auch Veränderungen im CT im Vergleich zu Voraufnahmen sind keine Op.-Indikation. Hier wird nur das Symptom diagnostiziert, häufig nicht die Ursache. An Fall 7 kann bewiesen werden, was auch sonst häufig bei Patienten auftritt. Der Patient ist nach Intensivbehandlungen bei uns im Beruf voll einsatzfähig und beschwerdefrei.

FALL 7

Alter: 39 Jahre
Geschlecht: männlich
Beruf: Optiker
Behandlungsbeginn: 03.01.1985
Behandlungsende: 11.03.1985

Anamnese. Seit dem 17. Lebensjahr klagt der Patient regelmäßig über Hexenschüsse, die etwa 1 mal jährlich auftreten und mit Massagen und Medikamenten behandelt werden. Seit 1977 Zustand insgesamt verschlechtert; im April 1981 erstmaliges Auftreten von Schmerzen mit Ausstrahlen ins linke Bein. Damals stationäre Behandlung in neurologischer Klinik, wo ein Lasègue-Zeichen von 30° mit einer Hypästhesie der linken Großzehe festgestellt wurde. Deutlicher Nies- und Hustenschmerz. Eine weitere Diagnostik wurde damals nicht durchgeführt. 1983 erneute Bechwerden, damals Vorstellung in Klinik für Neurochirurgie. Das CT ergab einen mediolateralen BSV L4/5 links. Konservative Behandlung beim Facharzt für Orthopädie mit KG und Injektionen.

Seit Anfang Dezember 1985 erneute starke Beschwerden, links ausstrahlend, durch konservative Maßnahmen nicht beherrschbar. Ein erneutes CT bestätigte BSV L4/5 mit weitstreckigem Vorfall in den rechten Recessus lateralis L4/5. Dies war 1983 noch nicht nachweisbar.

Patient stellt sich im Januar 1985 mit hochakuten Beschwerden, ausstrahlend ins linke Bein vor.

Befund. Flachrücken, schwache Bauchmuskulatur mit Verkürzung der lumbalen Erectortrunci-Muskulatur, erheblicher Reizzustand mit Linksseitsüberhang. Segmental ISG-Blokkierung rechts nach dorsal.

Neurologie. Lasègue-Zeichen links 30° positiv mit positivem Bragard-Zeichen, Fußheberschwäche links, keine sensiblen Ausfälle und Reflexdifferenzen.

Behandlung. Sofortige chirotherapeutische Manipulation nach Aufklärung des Patienten. Hierdurch Beschwerdefreiheit, Lasègue-Zeichen links, danach nicht mehr nachweisbar. Nachbehandlung bei Krankengymnasten mit Becken-Bein-Fuß-Aufhängung, Dehnung des Quadratus lumborum in Seitlage, aufbauendes Muskeltraining nach Klein-Vogelbach. Abschluß der Behandlung am 20.01.1985, hierbei Fußheber noch leicht schwächer. Nachbehandlung am Heimatort durch Krankengymnasten. Endgültiger Abschluß der Behandlung am 11.03.1985. Patient ist seit 25.01.85 voll berufstätig.

Am 23.09.1986 erneute Vorstellung nach Verheben, keine neurologischen Ausfälle, kein Wurzelreiz, jedoch akute ISG-Blockierung links. Das Röntgenbild der LWS am 23.9.1986 in 2 Ebenen zeigt völlige weite BS-Räume ohne Spondylose. Durch Chirotherapie sofortige Besserung; da der Patient sein Übungsprogramm täglich durchführt, ist eine KG nicht erforderlich.

Behandlungskosten: DM 748,90.

Merke: Auch bei Zunahme des Befundes im CT ist eine Funktionsanalyse notwendig.

Die Verführung des CT betrifft nicht nur Ärzte, sondern auch Patienten. Die technische Untersuchung wird häufig als Ersatz für eine suffiziente klinische Untersuchung gesehen, wie Beispiel 8 belegt.

Dieser Patient war zu sehr technikgläubig und wurde daraufhin mehrfach operiert. Erst nach diesen frustranen Versuchen war er einsichtig und bereit, die erteilten Ratschläge anzunehmen und zu befolgen. Nach Änderung seiner Bewegungsmuster, Arbeitsplatzberatung und konsequenter Durchführung seines Übungsprogramms ist er beschwerdefrei.

FALL 8

Alter:	57 Jahre
Geschlecht:	männlich
Beruf:	Geschäftsführer
Behandlungsbeginn:	02.08.1982
Behandlungsende:	24.08.1982

Anamnese. Am 27.06.1981 wurde eine BSV-Op. wegen Ischialgie in Höhe L4/5 rechts durchgeführt. Wegen des persistierenden Reizes erfolgte eine weitere Op. am 03.07.1981 in Höhe L3/4 rechts. Seit der Op. klagt der Patient über Kraftlosigkeit im rechten Bein schon bei geringster Belastung. Keine sensibl. Störungen, keine Verschlimmerung beim Husten und Niesen.

Befund. Flachrücken bei guter Rückenstreckmuskulatur, Linksseitsüberhang des Oberkörpers mit Linksseitsausweichen. Segmental ISG-Blockierung rechts nach dorsal, Schmerz über Dornfortsatz LWK 4, reizlose Op.-Narben.

Neurologie. Lasègue-Zeichen negativ, erhebliche Verschmächtigung der Oberschenkelmuskulatur rechts, keine sensible Störung, Fußheberschwäche rechts, Patellarsehnenreflex abgeschwächt.

Diagnose. Therapieresistente Lumboischialgie rechts mit erheblicher Schwäche des rechten Beines bei Zustand nach Bandscheiben-Op. L3/4, L4/5 rechts, ISG-Blockierung rechts.

Therapie. Zunächst krankengymnastische Vorbereitung mit Dehnen der Ischiokruralmuskulatur und Lockerung des M. piriformis. Am 10.08.1982 vorsichtige chirotherapeutische Behandlung der ISG-Blockierung. Danach Stabilisation der Hüftabduktoren, Koordinations- und Gehschulung. Hierdurch konnte der Patient nach Krankengymnastik (20mal an Land, 8mal im Wasser) relativ beschwerdefrei nach Hause gelassen werden. Die Verschmächtigung der Oberschenkelmuskulatur rechts war noch vorhanden, wobei subjektiv eine Besserung der Kraft angegeben wurde. Die Fußhebermuskulatur rechts war seitengleich fast wiederhergestellt. Der Patient wurde mit Eigenprogramm nach Hause entlassen.

Wegen der sitzenden Tätigkeit und der fehlenden Selbstübung trat Mitte April erneut ein akutes BS-Geschehen auf, weshalb er zunächst in einer orthopädischen Klinik behandelt wurde. Ein erneutes CT ergab eine Kompression der Cauda equina in Höhe L3/4 durch Prolapsrezidive bzw. komprimierendes Narbengewebe. Ausgedehnte narbige Veränderungen stellten eine erneute Operation zur Diskussion. Der Patient stellte sich am 04.05.1983 bei mir vor.

Hierbei hatte er eine ISG-Blockierung rechts nach dorsal mit Hyposensibilität L4 und L5, keinen Wurzelreiz, keine Parese. Die Oberschenkelmuskulatur rechts war jedoch weiterhin schwächer. Nach Manipulation Besserung des Beschwerdebildes.

Im Anschluß daran vom 24.07. bis 21.08.1983 erneute Intensivhandlung in Wildbad, wobei schmerzfreie Lagerung und Stabilisation im Vordergrund standen. Gegen Ende leichter Reizzustand des M. glutaeus medius im Ursprung beiderseits, aber auch im Narbenbereich. Kein Wurzelreiz, keine sensiblen Ausfälle, leichte Fußheberschwäche rechts nachweisbar.

Dem Patienten wurde geraten, bei Beschwerden und persistierender Schwäche, vor allen Dingen unter Berücksichtigung seiner sitzenden Tätigkeit, die operative Revision anzustreben.

Deshalb erfolgte Anfang November 1983 die Vorstellung in einer neurochirurgischen Universitätsklinik, wo ein Rezidiv eines BSV L3/4 rechts festgestellt wurde, rechts mediolateral gelegen. Am 15.11.1983 erneute Operation mit Teilresektion des Bogens LWK4 rechts in Höhe L3/4 zeigte sich neben dem Duralsack eine dicke Narbenplatte. Nach Eröffnen ließ sich ein Bandscheibensequester entwickeln, der Kontakt zum Zwischenwirbelraum LWK3/4 hatte. Die nach kaudal ziehende Narbenplatte wurde ebenfalls reseziert, und die Wurzel L4 und L5 im Op.-Bereich war nun ausgiebig entlastet.

Ein 4 Wochen dauerndes Anschlußheilverfahren folgte; hierbei wurde zunächst die physikalische Therapie gut vertragen. In der 3. postoperativen Woche kam es jedoch zu progredienten Schmerzen, ausstrahlend in die Großzehe rechts, die besonders beim Sitzen auftraten. Hieraufhin erneutes CT vom 12.01.1984, wobei ein erneuter BSV ausgeschlossen wurde. In der Folge klagte der Patient über hochakute Beschwerden, v.a. beim Sitzen. Dies sei ihm nur bis maximal 15 min. möglich, die Fußheberschwäche war deutlich besser. Erneute Durchführung eines CT im März 1984, hierbei konnte ein Rezidivprolaps ebenfalls ausgeschlossen werden, jedoch fand sich eine Gewebsvermehrung im Sinne einer Narbe im Op.-Bereich L3/4 rechts mediolateral. Stationäre Wiederaufnahme in der neurochirurgischen Klinik. Nach genauer neurologischer Untersuchung wurde das Beschwerdebild des Patienten auf wiederentstandenes Narbengewebe zurückgeführt und wieder zu einer Operation geraten, was jedoch vom Patienten abgelehnt wurde.

Am 15.07.1985 stellte sich der Patient erneut in meiner Praxis vor, hierbei fand sich eine ISG-Blockierung links nach ventral mit erheblichem Reiz des M. quadratus lumborum rechts, des M. glutaeus medius und der Ischiokruralmuskulatur rechts, kein Wurzelreiz, die Verschmächtigung der Oberschenkelmuskulatur weiterhin vorhanden, keine sensiblen Störungen, noch leichte Großzehenheberschwäche.

Wegen der schwierigen Vorgeschichte wurde zunächst krankengymnastisch vorbehandelt und am 29.07.1985 chirotherapeutisch manipuliert. Seither ist der Patient beschwerdefrei.

Kosten Erstbehandlung: DM 774,40,
Kosten Zweitbehandlung: DM 784,70,
Kosten Drittbehandlung: DM 367,55.

Merke: Wir behandeln keine Röntgenbilder, sondern Patienten.
Die Indikation zur Nukleotomie ist nicht aus CT oder Myelographie allein zu stellen.

Der einsichtige Patient

Wie bereits ausgeführt, ist eine intensive Kooperation von Chirotherapeuten und Physiotherapeuten notwendig, wobei auch ein einsichtiger Patient dazugehört. Erst wenn alle das gleiche Ziel haben, kann mit Erfolg behandelt werden.

Dies zeigt das Beispiel von Patient 9, der in hochakutem Reizzustand unter erheblichem beruflichen Erfolgsdruck in unsere Behandlung kam. Durch intensive Krankengymnastik mit verschiedenen Behandlungsmethoden und zusätzlicher physikalischer Therapie konnte das hochakute Beschwerdebild beseitigt werden.

FALL 9

Alter: 53 Jahre
Geschlecht: männlich
Beruf: Geschäftsführer
Behandlungsbeginn: 16.07.1985
Behandlungsende: 09.09.1985

Anamnese. Seit einer Woche akute Schmerzen, von der LWS ausstrahlend ins linke Bein. Patient wird von Fahrer und Sekretärin in die Praxis transportiert. Er ist kollaptisch, klagt über sehr starke Schmerzen, er ist nicht in der Lage, selbst auf den Beinen zu stehen.
Klinisch findet sich ein Flachrücken mit massivem Linksseitsausweichen des Oberkörpers in Beugestellung mit völliger Bewegungseinschränkung der LWS. Erheblicher Reizzustand der Rückenstreckmuskulatur links, segmental akute ISG-Blockierung rechts nach vertral.

Befund. Neurologie: Lasègue links bei 60° positiv mit positivem Bragard-Zeichen, sensibel und motorisch keine Ausfälle, Reflexe seitengleich.
Das *CT* zeigt einen BSV L4/5 mediolateral links.

Diagnose. Hochakute Lumboischialgie links bei BSV L4/5 mediolateral links und ISG-Blokkierung rechts nach ventral.

Behandlung. Sofortige chirotherapeutische Behandlung der ISG-Blockierung. Hierdurch Erleichterung, jedoch keine Schmerzfreiheit. Sofortige KG-Behandlung mit Schlingentischaufhängung und Eisabreibung in Halbstufenlage. Am nächsten Tag Verschlechterung des Zustandes durch allgemeine Reizung an den Ursprungs- und Ansatzsehnen.
Allein die Gehschulung bringt schon Besserung. Anschließend 2mal täglich Behandlung mit Eis, Elektrotherapie mit Interferenzstrom von 90–100 Hz. Leichte Übungen ausschließlich in Rückenlage. Hierdurch erhebliche subjektive Besserung der Schmerzsymptomatik, kein Wurzelreiz mehr nachweisbar. Nach 6 KG-Behandlungen Beginn leichter Mobilisation der WS durch freie Mobilisation (nach Klein-Vogelbach) in Seitenlage, wenige Behandlungen später im Sitzen.
Nach 12 Behandlungen langsames Steigern der Übungen als leichtes Krafttraining (funktionell).
Nach 20 Behandlungen kann der Patient mittlerweile längere Spaziergänge (1 Stunde) durchführen. Sitzen ist auch über 1 Stunde möglich. Nach 30 Behandlungen entfaltet der Patient für seine Verhältnisse gute Kraft, nur noch leichter Reizschmerz im Gesäßbereich (M. piriformis). Behandlungsintervalle jetzt nur jeden 2. Tag. Nach 35 Behandlungen ist der Patient wieder voll arbeitsfähig. Während der gesamten Behandlungszeit war er jedoch voll geschäftsfähig und leitete sein Unternehmen weiter.

Behandlungskosten: DM 1609,80.

Merke: Zur Behandlung eines massiven Schmerzzustands gehört ein Team: Arzt, Therapeut und Patient!

Die Physiotherapie allein vermag diese hochakuten Beschwerdebilder nicht zu beseitigen. Trotz intensiver Maßnahmen ist oft die Störung der Bewegungskette mit ihrem reflektorischen Geschehen grundlegend, so daß auch medikamentöse und physikalische Maßnahmen ohne jeden Effekt bleiben. Wie Beispiel 10 zeigt, waren selbst stationäre Behandlungen mit Anschlußheilverfahren ohne jeden Erfolg; erst nach Beseitigung der Ursache konnte die völlige Beschwerdefreiheit erreicht werden.

FALL 10

Alter: 39 Jahre
Geschlecht: männlich
Beruf: LKW-Fahrer
Behandlungsbeginn: 04.02.1986
Behandlungsende: 23.04.1986

Anamnese. Seit Oktober 1985 nach Verheben akute Ischialgie, ausstrahlend ins linke Bein. Stationäre Behandlung in orthopädischer Klinik. Nach konservativer Behandlung mit Antiphlogistika und Muskelrelaxanzien leichte Besserung, danach Anschlußheilverfahren, hierdurch jedoch kein anhaltender Erfolg, eher Verschlimmerung. Deshalb wurde zur Op. geraten. Patient stellte sich vor mit der Frage der Behandlungsmöglichkeit.

Befund. Flachrücken bei guter Rückenstreckmuskulatur, Rechtsseitsüberhang des Oberkörpers mit Rechtsseitsausweichen. Segmental ISG-Blockierung beiderseits, rechts nach ventral, links nach dorsal.

Neurologie. Lasègue-Zeichen links endgradig positiv ohne positives Bragard-Zeichen, keine sensiblen und motorischen Ausfälle, Achillessehnenreflex (ASR) links abgeschwächt.
  Das *CT* zeigt einen BSV L5/S1 mediolateral links.

Diagnose. Akute Lumboischialgie links bei mediolateralem BSV L5/S1. ISG-Blockierungen beidseitig.

Behandlung. Am 04.02.1986 wegen der akuten Symptomatik Manipulation der ISG-Blockierung beidseitig, KG am Heimatort mit dem Ziel der schmerzfreien Lagerung und des muskulären Aufbaus. Im Rahmen dieser Behandlung wurde eine Blockade L1/2 rechts am 18.02.1986, L2/3 rechts am 10.03.1986 sowie das ISG am 22.04.1986 manipuliert.
  Hierdurch konnte das Beschwerdebild des Patienten völlig beherrscht werden. Unmittelbar im Anschluß an die Intensivbehandlung war der Patient in der Lage, ab 01.05.1986 seinen Beruf wieder aufzunehmen.
  Wegen der sitzenden Tätigkeit als LKW-Fahrer und der notwendigen Mithilfe beim Be- und Entladen wurde ihm jedoch eine Intensivtherapie in Wildbad im Rahmen einer offenen Badekur geraten, die trotz bürokratischer Hemmnisse (Anschlußheilverfahren 1985!) von der Krankenkasse großzügig genehmigt wurde. Hierdurch war eine völlige Wiederherstellung des Patienten zu erreichen. Letzte Kontrolluntersuchung am 19.07.1987 ohne jeden pathologischen Befund.

Kosten Erstbehandlung: DM 1183,10,
Kosten Kurbehandlung: DM 959,10.

Merke: Durch KG allein sind Funktionsstörungen oft nicht zu beheben. Erst die Kooperation von erfahrener Chiro- und Physiotherapie bringt das gewünschte Ergebnis.

Ein weiteres Beispiel für extreme Reizsituationen zeigt Fall 11. Bei diesem Patienten war sogar eine Behandlung in der krankengymnastischen Praxis nicht mehr möglich, so daß die Behandlung zunächst im Hotelzimmer erfolgen mußte. Durch die bereitwillige Kooperation bei Arzt und Physiotherapeuten, auch unter unkonventionellen Bedingungen, war eine rasche Rehabilitation möglich.

FALL 11

Alter: 27 Jahre
Geschlecht: männlich
Beruf: Kaufmann
Behandlungsbeginn: 21.11.1983
Behandlungsende: 29.12.1983

Anamnese. Seit 14 Tagen klagte der Patient über hochakute Beschwerden von der LWS ausstrahlend ins linke Bein. Vorbehandlung bei auswärtigem Orthopäden mit Injektionen und Antiphlogistika. Patient wird weinend und liegend in die Praxis geschleppt und ist fast bewegungsunfähig.

Befund. Völlige Bewegungseinschränkung der LWS bei massivem Reizzustand des M. erector trunci und Rechtsseitüberhang. Segmental akute ISG-Blockierung links, erheblicher ligamentärer Reizzustand. Spannung des Erector trunci rechts sowie des Tractus iliotibialis links, keine Gangrotation feststellbar.

Neurologie. Lasègue-Zeichen links bei 30° positiv mit positivem Bragard-Zeichen, Hyposensibilität S1, keine motorischen Störungen, Reflexe seitengleich.
 Das *CT* zeigt einen massiven BSV L5/S1 links.

Diagnose. Hochakute Lumboischialgie links bei BSV L5/S1 mit ISG-Blockierung links.

Behandlung. Da der Patient nicht mehr ins Auto steigen konnte, erfolgte zunächst Unterbringung in einem nahegelegenen Hotel. Dort KG-Behandlung als Vorbereitung zur Manipulation des ISG-Gelenks im Hotelzimmer.
 Insgesamt 2 KG-Behandlungen einschließlich Interferenzstromapplikation im Hotelzimmer mit minimaler hubfreier Mobilisation zur Lösung der extremen Spannung. Ab der 3. Behandlung gute Reaktion auf Entlastung im Schlingentisch. Bei 4. und 5. Behandlung Muskeltraining, Eisbehandlung, Ultraschall. Nach 8 Behandlungen war der Patient fast beschwerdefrei. Lasègue-Zeichen nicht mehr nachweisbar.
 Arbeitsfähigkeit bereits am 01.01.1984. Ab Mitte Februar 1984 konnte der Patient einen 4wöchigen geschäftlichen USA-Aufenthalt hinter sich bringen, der keine Probleme bereitete. In der Folge langsame Steigerung der sportlichen Belastung (Skifahren, Radfahren).
 Letzte Kontrolluntersuchung am 22.09.1986, hierbei keine pathologische Symptomatik, keine Bewegungseinschränkung. Neurologie ohne Befund.

Behandlungskosten: DM 1218,80.

Merke: Die Kooperation zwischen Arzt und Physiotherapeut, auch unter unkonventionellen Bedingungen, erspart dem Patienten stationären Aufenthalt und Operation.

Flexibilität der Therapie

Diese Flexibilität ist die Grundlage der Behandlung. Es gibt kein starres Schema. Jeder Patient hat seine eigenen Probleme. Oft müssen auch unkonventionelle Wege beschritten werden, wie Beispiel 12 zeigt: Dieser Patient hatte sich infolge seiner Gefühllosigkeit eine schwere Verbrennung 3. Grades auf der Fußsohle zugezogen, die ein normales Gehen unmöglich machte. Der Fuß war nicht belastbar. Weiterhin war im fortgeschrittenen Behandlungsstadium eine effiziente Wasserbehandlung bei diesem Patienten nicht möglich. Erschwerend bei der ganzen Behandlung war das Gehen mit Unterarmgehstützen, da diese eine Extension der Wirbelsäule bedingten, wodurch die schon vorher gedehnten Strukturen erst recht irritiert wurden. Leider konnte während der gesamten Behandlungszeit auf diese Stützen nicht verzichtet werden. Erst nach Abheilen des Ulkus war die volle Belastung möglich. Der Patient ist jetzt beschwerdefrei.

FALL 12

Alter: 47 Jahre
Geschlecht: männlich
Beruf: Angestellter
Behandlungsbeginn: 13.01.1987
Behandlungsende: 28.02.1987

Anamnese. Seit 6 Monaten beidseitige Ischialgie, links mehr als rechts, wobei die Schmerzausstrahlung von der Glutäalregion entlang der Außenseite beider Beine bis zur Großzehe beschrieben wurde. Leichte Fußheberparesen vom Orthopäden beschrieben, keine Verschlimmerung beim Husten und Niesen. Vom Orthopäden wurde primär an eine Polyneuropathie gedacht. Die sensiblen Störungen waren eher zunehmend, so daß wegen anscheinend kalter Füße der linke Fuß an der Heizung aufgewärmt wurde. Hierbei kam es in Folge der Gefühllosigkeit zu einer Verbrennung 3. Grades von Fünfmarkstückgröße am Fußaußenrand auf der Fußsohle. Patient wurde vom Neurologen überwiesen, der eine Polyneuropathie ausschloß und eine Funktionsstörung vermutete.

Befund. Rundrücken bei mäßiger Bewegungseinschränkung mit Rechtsseitsausweichen des Oberkörpers. Becken rechts 0,5 cm tieferstehend.

CT. Mediale Bandscheibenprotrusion L4/5, weiterhin intervertebrale Arthrosen.

Neurologie. Lasègue-Zeichen links endgradig positiv mit positivem Bragard-Zeichen, sensible Minderung L5 und S1 links; Fußaußenrandheberschwäche links; ASR links abgeschwächt.

Diagnose. Hochakute Lumboischialgie links mit Fußaußenrandheberparese bei BSV L5/S1, Verbrennung 3. Grades auf der Fußsohle wegen Sensibilitätsstörung, ISG-Blockierung links nach ventral.

Therapie. Wegen der akuten Symptomatik erfolgte am 13.01.1987 Manipulation der ISG-Blockierung mit anschließender Aufhängung im Schlingentisch einschließlich Interferenzstromapplikation. Hierbei schon deutliche Besserung des Beschwerdebildes. Wegen der schon lange bestehenden Parese wurde zu einer Intensivbehandlung in Wildbad dringend geraten, die am 01.02.1987 begann. Wegen der schweren Verbrennung der Fußsohle waren Wasserbehandlungen nicht möglich, täglicher Verbandwechsel erforderlich. Der Patient konnte auf dem Fuß nicht auftreten. Auch unter Berücksichtigung dieses schweren Handicaps gelang es im Schlingentisch, die untere LWS und die Beckenmuskulatur zu stabilisieren. Erst ab 15.02.1987 war der Patient in der Lage, den Fuß, unter Zuhilfenahme von 2 Unterarmgehstützen, teilzubelasten.

Durch die Bindegewebsbehandlung im LWS-Bereich wurde die Wundheilung stark forciert, so daß am Ende der 4wöchigen Behandlung nur noch eine oberflächliche Ulzeration von Zweimarkstückgröße vorhanden war. Die Metatarsalknochen waren bedeckt.

Chirotherapeutische Maßnahmen waren nicht mehr notwendig. Der Patient konnte ohne Stöcke mit noch leichter sensibler Störung L5 und S1 ohne motorische Schwäche in hausärztliche Weiterbehandlung zurückgehen. Eine Kontrolluntersuchung nach 4 Wochen zeigte einen fast völligen Schluß der Fußsohlenwunde. Die sensible Störung war deutlich rückläufig. Der Patient konnte am 01.04.1987 seine Arbeit wieder aufnehmen.

Behandlungskosten: DM 762,30.

Merke: Die Therapie muß so flexibel sein, daß sie sich den Belastungsmöglichkeiten des Patienten anpaßt.

Welche extremen Fälle in guter Kooperation zu behandeln sind, zeigt Beispiel 13. Dieser Patient hatte einen Überhang von 3/4 mit fast völliger Bewegungseinschränkung und war unter Mühe in der Lage, die 2 min vom Hotel zum Physiotherapeuten mit der Unterstützung einer weiteren Person zurückzulegen. Aufgrund seiner hochgeistigen Tätigkeit und infolge des fehlenden Sportes hatte er kein Körpergefühl und war durch eine vorangegangene konservative stationäre Behandlung verängstigt. Daß dennoch durch großes Engagement des Physiotherapeuten ein Erfolg erreicht werden kann, zeigt die folgende Fallbeschreibung.

FALL 13

Alter: 46 Jahre
Geschlecht: männlich
Beruf: Bankier
Behandlungsbeginn: 06.09.1984
Behandlungsende: 16.11.1984

Anamnese. Seit Juli 1984 klagte der Patient nach Verheben über akute Schmerzen von der LWS ausstrahlend ins rechte Bein und wurde zunächst in auswärtiger Klinik stationär behandelt. Nach einer Unterwassermassage traten deutliche Verschlechterungen mit erheblichem Ausweichen auf.

Im *CT* wurde ein BSV L4/5 rechts festgestellt.

Da die konservative Behandlung in der Klinik nicht ansprach, wurde zu einer Op. dringend geraten.

Befund. Massiver Linksseitsüberhang des Oberkörpers um 3/4 mit fast völliger Bewegungseinschränkung. Segmental hochakute ISG-Blockierung beidseitig links nach dorsal, rechts nach ventral. Druckschmerz über dem Dornfortsatz LWK 5.

Neurologie. Lasègue-Zeichen links endgradig positiv, rechts 60° positiv mit positivem Bragard-Zeichen, keine sicheren sensiblen oder motorischen Ausfälle, ASR rechts abgeschwächt.

Diagnose. Hochakute Lumboischialgie rechts mit mediolateralem BSV L4/5 und ISG-Blokkierung beidseits.

Therapie. Vorsichtige Chirotherapie der ISG-Blockierungen, danach intensive KG. Funktioneller Anfangsbefund: absolute Deviation des Oberkörpers nach links, die nicht korrigiert werden konnte, scheinbare Verkürzung des rechten Beines, Beugekontraktur der rechten Hüfte, Verkürzung des Quadratus lumborum und des abdominalen Muskelbereichs links. Kein Rotationsphänomen beim Gehen. Wegen der Instabilität des Beckens und der LWS waren 7 Manipulationen während des gesamten Behandlungsverlaufes erforderlich.

Bei der KG wurde vorsichtig in Seiten- und Rückenlage die LWS mobilisiert und gedehnt. Wegen der Beugekontraktur des Hüftgelenks konnte anfangs die Bauchlage nicht durchgeführt werden. Nach 7 Behandlungen war dies jedoch schon möglich, wobei der M. quadratus lumborum auch in Bauchlage mobilisiert werden konnte. Zusätzlich Gehschulung, Haltungskorrektur vor dem Spiegel. Schwerpunkte der Behandlung waren Dehnung sowie Mobilisation und Entlastung im Schlingengerät.

Befund nach 30 Behandlungen (3 Wochen) 70% Besserung, nach 2 Wochen Behandlungspause wegen Reizzustand der Ansatzsehne nochmals 9 Behandlungen; hiernach war die Bewegungsmöglichkeit mit 90% anzusehen. Anschließend Behandlung am Heimatort (ehemalige Wildbader Therapeutin). Bei Wiedervorstellung am 16.11.1984 100% Besserung.

Eine Arbeitsunfähigkeit lag vom Beginn der Symptomatik bis 21.11.1984 vor. Seither arbeitet der Patient voll. Letzte Kontrolle am 01.07.1987, hierbei funktionell keine Störung, neurologisch keine Ausfälle. Patient steht gerade.

Behandlungskosten: DM 1562,70.

Merke: Auch bei massivster Fehlhaltung und langer Anamnese lohnt sich eine intensive Kooperation zwischen Therapeut und Arzt und eine geduldige Behandlung. Solche Symptome sind durch Nukleotomie allein kaum zu beeinflussen.

Ähnlich hochakut war ein weiterer Patient, der liegend antransportiert und von 2 Personen gestützt zur Behandlung gebracht werden mußte. Durch die Einsicht des Patienten und seine Kooperation war auch in diesem hochakuten Falle eine rasche Besserung zu erreichen.

Wichtig erscheint in diesen beiden letzten Fällen, daß es nicht Ziel der Behandlung ist, den Patienten möglichst rasch in eine scheinbare Norm zu drängen und ein Geradestehen zu ermöglichen. Ziel ist es zunächst, die Beschwerdefreiheit zu erreichen und die neurologische Symptomatik zu beherrschen. Erst danach kann versucht werden, vorsichtig die verkürzte Muskulatur und das Muskelungleichgewicht zu behandeln. Hierzu bedarf es oft längerer Behandlungseinheiten.

Im Gesamtkonzept der Behandlung ist die Einsicht des Patienten und seine Bereitschaft zur Kooperation entscheidend. Häufig wird nach der akuten Phase vergessen, die Übungen durchzuführen und die erlernten Bewegungsmuster streng zu befolgen.

Patient 14 hatte nach einem hochakuten Bandscheibengeschehen 1984 relativ rasch das Bild verdrängt und sein Übungsprogramm nicht mehr durchgeführt. Hierdurch kam es bereits nach gut einem Jahr zum Rezidiv, weil eine Überforderung der Lendenwirbelsäule durch völlig falsche Bewegungsmuster erfolgte. Nach dem 2. Geschehen ist der Patient nun genügend einsichtig und seither ohne Wirbelsäulenprobleme.

FALL 14

Alter: 40 Jahre
Geschlecht: männlich
Beruf: Geschäftsführer
Behandlungsbeginn: 28.11.1984
Behandlungsende: 09.01.1985

Anamnese. Seit August 1984 Fehlhaltung mit Schmerzen der LWS, ausstrahlend ins rechte Bein. Der Patient wurde hochakut schmerzhaft von 2 Helfern gebracht, er konnte kaum selbst auf den Beinen stehen. Kollaps bei Betreten der Praxis.

Befund. Fast völlige Bewegungseinschränkung der LWS mit massivem Linksseitsüberhang. Segmental akute ISG-Blockierung rechts, L2/3 rechts.

Neurologie: Lasègue-Zeichen bei 30° positiv mit positivem Bragard-Zeichen, keine sicheren sensiblen Ausfälle, Fußheberschwäche rechts, Reflexe seitengleich.

Diagnose. Hochakute Lumboischialgie rechts mit ISG-Blockierung rechts.

Therapie. Sofortige Chirotherapie der ISG-Blockierung, nachfolgende KG-Behandlung. Weil der Patient in Rückenlage hochakute Schmerzen hatte, war nur in der Becken-Bein-Aufhängung in normaler Position bei 35° Hüftflexion und Knieflexion leichte Besserung zu erreichen. Nach Tieferhängen der rechten Beckenseite als Rotation zur vermeintlich besseren Seite trat dann eine erhebliche Schmerzlinderung ein. Die Beine wurden in der Hängung auf 10-15° mehr in Flexion gebracht. Nach 10 min klagte der Patient über eine Veränderung der Schmerzqualität, der neue Schmerz wurde mehr im Lendenwirbelbereich wahrgenommen. Nach besserem Aufliegen der LWS und einer horizontalen Einstellung des rotierten Beckens wieder Schmerzlinderung, wobei in dieser Lage ca. 25 min gelegen wird. Beim Aufstehen erneute starke Schmerzen.

Drei Tage später vorsichtige Manipulation der Blockade L5/S1 rechts, hierdurch spontanes Nachlassen des Schmerzes im rechten Bein. Durch Verladen des Patienten in den Krankenwagen und Gehen einer kurzen Wegstrecke wieder Zunahme des Brennens im Gesäß links und der Schmerzen in der LWS. Patient war vornübergebeugt, wenn er nicht gehalten wurde. Das Aufrichten im Stand fiel ihm schwer, Sitzen war nicht möglich. Im Schlingentisch konnte sofort eine Normalstellung eingenommen werden, unter leichtem Zug als Entlastung der LWS ließ der Schmerz im Lendenbereich nach. Die Deviation im lumbothorakalen Übergang mit Translation nach rechts konnte unter diesen Umständen etwas ausgeglichen werden.

Unter Belastung im Stand blieb die Deviation vorhanden. Nach 10 Behandlungen deutliche Besserung der Beschwerden, so daß die jeweilige Dehnung des M. quadratus lumborum, des M. rectus abdominis, des M. erector trunci, des M. ileopsoas vorsichtig auch im Ischiokruralbereich durchgeführt werden konnte. Der Patient war bereits in der Lage 10 min zu sitzen. Danach wurde auf eine stabile aktive wie auch passive Widerlagerung Wert gelegt.

Nach 12 Behandlungen Beginn der Auftriebstherapie im Thermalbewegungsbad, wobei der Patient durch seinen relativ schlechten Allgemeinzustand anfangs nur 10 min Behandlungszeit durchstehen konnte. Eine Lösung der allgemeinen Körperspannung war spontan nicht möglich, das instabile Milieu dem Patienten nicht geheuer. Entsprechend bekam die erste Behandlung dem Patienten nicht besonders gut. Zunahme der Allgemeinspannung, Zunahme des Schmerzes im linken Bein. Nach 3 Ruhestunden waren die Symptome nicht mehr vorhanden, Sitzen bis 20 min möglich.

Nach 20 Behandlungen Verbesserung der Muskelkraft, Koordination auch der Deviation (ca. 40%). Der Gang bot nach wie vor einen auffallenden Hinkmechanismus, ungleiche Schrittlänge durch Verkürzung des M. ileopsoas.

48   Fallbeispiele

Nach 32 Behandlungen deutliche Verbesserung der allgemeinen Beweglichkeit. Selten traten ziehende Schmerzen im Tractus iliotibialis auf, gelegentlich reagierte der M. piriformis beidseitig mit stärkerer Spannung und gleichzeitiger Druckschmerzempfindlichkeit über den beiden Bursen des Trochanter major. Der Patient konnte eine 1 Stunde sitzen, stundenweise wieder zur Arbeit gehen. Gleichzeitige Kontroll- und Übungsbehandlung mit auf dem Band gesprochenen Übungen.

Arbeitsfähig bereits ab 01.01.1985. Im Laufe des Jahres häufige Kontrolluntersuchungen, zuletzt am 20.06.1985, hierbei keinerlei Schmerzsymptome, kein Ausweichphänomen, Patient ist voll belastbar.

Am 23.12.1985 Rezidiv, da der Patient seine Übungen nicht mehr durchführte und sich körperlich erheblich belastete (Steineschleppen im Garten). Klinisch Lasègue-Zeichen 30° rechts, motorisch und sensibel keine Ausfälle, Reflexe seitengleich. Manuell: ISG-Blockierung links sowie L2/3 rechts. Neurologie ohne Befund.

Therapie. Manipulation, anschließend KG-Behandlungen.

Kosten Erstbehandlung: DM 1245,40,
Kosten Zweitbehandlung: DM 966,50.

Merke: Auch massivste Schmerzzustände werden nach Monaten vergessen. Nur konsequente Selbstübung ermöglicht ein Halten des Behandlungsergebnisses.

Der informierte Patient

Wenn die nötige Einsicht der Patienten gleich vorhanden ist, läßt sich relativ rasch das Beschwerdebild beherrschen und ein dauerhafter Erfolg erzielen.

Auch bei ungünstigen körperlichen Voraussetzungen wie Hypermobilität und sitzender Tätigkeit ist dies möglich. Wie Beispiel 15 zeigt. Diese Patientin führt ihr Übungsprogramm regelmäßig durch und ist beruflich und sportlich voll belastbar.

FALL 15

Alter: 40 Jahre
Geschlecht: weiblich
Beruf: Managerin
Behandlungsbeginn: 02.01.1986
Behandlungsende: 14.02.1986

Anamnese. Am 15.12.1985 Sturz beim Schlittschuhlaufen, dabei Stauchung der Wirbelsäule. Anschließend hochakute Beschwerden von der LWS ausstrahlend ins linken Bein. Stationäre Behandlung in einer Neurologieklinik, wo ein BSV festgestellt wurde. Patientin lehnt jedoch Op. ab. Auf Rat eines mit ihr befreundeten Orthopäden erfolgte die Vorstellung bei uns.

Befund. Flachrücken, schwache Rückenstreckmuskulatur, allgemeine Hypermobilität, Linksseitsüberhang des Oberkörpers mit Linksseitsausweichen, erheblicher Reizzustand lumbosakral, akute ISG-Blockierung links.

Neurologie. Lasègue-Zeichen links bei 70° positiv mit positivem Bragard-Zeichen, Hyposensibilität L5 und S1 links, leichte Fußheberschwäche links, Reflexe seitengleich.

CT. BSV L4/5 dorsolateral links.

Diagnose. Therapieresistente Lumboischialgie links bei BSV L4/5 und ISG-Blockierung links.

Therapie. Sofortige chirotherapeutische Behandlung der ISG-Blockierung, woraufhin ein Wurzelreiz nicht mehr nachweisbar war. Am 01.09.1986 wurde in Höhe L3/4 links manipuliert. Im Anschluß an die Manipulation sofortige KG mit schmerzfreier Lagerung in Seitlage, Interferenzstromapplikation, vorsichtige postisometrische Entspannungsübungen. Ab der 3. Behandlung tolerierte sie auch die Becken-Bein-Aufhängung, war hierdurch leicht zu stabilisieren. Nach 8 Behandlungen konnte zu Übungen unter neurophysioligischen Aspekten übergegangen und die Koordinations- und Gehschulung durchgeführt werden. Hierdurch war die Patientin rasch beschwerdefrei. Sie führt ihre erlernten Selbstübungen regelmäßig durch und ist in ihrem Beruf voll einsatzfähig.

Kosten der Behandlung: DM 659,30.

Merke: Trotz Hypermobilität ist bei genügender Einsicht der Patienten eine ausreichende Stabilität der WS zu erreichen.

Bei fehlender Einsicht der Patienten kann die Hypermobilität kaum beherrscht werden. In Fall 16 war der Verlauf zusätzlich durch ein Trauma mit all seinen forensischen Folgen erschwert. Die Patientin versuchte die Ursache für den Bandscheibenvorfall dem Autoüberschlag anzulasten. Dies in Verbindung mit dem somatischen Geschehen erzeugte eine Therapieresistenz. Mittlerweile ist die Patientin nach der Nukleotomie einsichtig und bereit, ihre Bewegungsmuster zu ändern und ein regelmäßiges Übungsprogramm durchzuführen.

FALL 16

Alter: 35 Jahre
Geschlecht: weiblich
Beruf: Kauffrau
Behandlungsbeginn: 04.06.1985
Behandlungsende: 25.07.1985

Anamnese. Am 15.04.1985 Autounfall mit Überschlag, seither starke Schmerzen, von der LWS ausstrahlend ins rechts Bein.

Befund. Flachrücken, Adipositas, allgemeine Hypermobilität, massiver Rechtsseitsüberhang des Oberkörpers, erhebliche Verschlimmerung der Beschwerden beim Husten und Niesen, segmental ISG-Blockierung rechts nach dorsal.

Neurologie. Lasègue-Zeichen rechts 60° positiv mit positivem Bragard-Zeichen, leichte Hyposensibilität L5, rechts, leichte Fußheberschwäche rechts, Reflexe seitengleich.

CT. BSV L4/5 rechts dorsomedial.

Diagnose. Hochakute Lumboischialgie rechts bei BSV L4/5 und ISG-Blockierung rechts.

Behandlung. Wegen des gut 8 Wochen bestehenden hochakuten Reizes, war zunächst eine Entlastung der Bewegungskette durch vorsichtige Manipulation erforderlich. Im Anschluß daran schmerzfreie Lagerung, Eisapplikationen, Interferenzstrom (Antiphlogistika wurden von der Patientin bereits vorher nicht vertragen).
Hierdurch wurde die Patientin beschwerdefrei.

Am 11.04.1986 traten erneut Beschwerden auf, wobei eine ISG-Blockierung rechts nachweisbar war, der Lasègue-Zeichen lag bei 45°, hochakuter Reizzustand lumbosakral. Nach Manipulation zunächst Besserung, die KG wirkte eher verschlimmernd. Zur Reizminderung wurden Stanger-Bäder rezeptiert, die jedoch keine wesentliche Besserung brachten. Die Patientin war in dieser Phase sehr uneinsichtig, hielt sich nicht an unsere Empfehlungen und setzte die WS Belastungen aus, die sie nicht vertragen konnte. Wegen der schmerzhaften Beugekontraktur des rechts Beines wurde zunächst an ein entzündliches Geschehen im Urogenitalbereich gedacht und der Patientin ein CT empfohlen.

Zur Abklärung wurde sie in eine Klinik eingewiesen. Hierbei wurde lediglich ein BSV L4/5 als Ursache des Geschehens festgestellt und am 02.07.1986 die Nukleotomie durchgeführt. Hierbei ergab sich rechts ein erheblicher mediolateraler BSV mit Wurzelkompression, nach der Op. war die Patientin beschwerdefrei.

Am 02.04.1987 traten jedoch erneut Beschwerden auf, mit einer ISG-Blockierung nach ventral. Nach Manipulation Besserung, KG wurde jetzt besser vertragen. Letzte Kontrolluntersuchung am 12.11.1987 ohne pathologischen Befund.

Kosten Erstbehandlung: DM 780,20,
Kosten Zweitbehandlung: DM 425,45.

Merke: Massenvorfall, Hypermobilität, Instabilität und mangelnde Einsicht erschweren die konservative Therapie.

Allgemeine Hypermobilität und Instabilitäten der unteren Lendenwirbelsäule erschweren die konservative Therapie. Besonders bei uneinsichtigen Patienten ist kaum ein Erfolg zu erzielen, v. a. wenn erschwerend ein Massenvorfall zugrunde liegt. Hier kann durch die Entfernung des Bandscheibenvorfalls natürlich das Symptom beseitigt werden, nicht jedoch die Fehlbewegungsmuster und die Instabilität. Diese werden oft eher verschlimmert.

Noch schwieriger war Fall 17, ein Patient, der als Juniorchef seines Unternehmens keinerlei Einsicht in die Therapie hatte und meinte, nach einem intensiven Behandlungsprogramm im Rahmen einer offenen Badekur, sich wieder völlig ohne jede Vorsichtsmaßnahme bewegen zu können. Hierdurch kam es zu einem hochakuten Reizzustand. Der Patient wurde ungeduldig, zumal er als Maler zu dieser Zeit voll belastet war, und ließ sich operieren.

Hierdurch wurde zwar das Symptom beseitigt, nicht jedoch die Ursache. Bereits nach 10 Monaten kam es zu einem Rezidiv infolge der Instabilität. Im erneut angefertigten CT wurde ein weiterer Bandscheibenvorfall festgestellt. Aufgrund seiner Erfahrung nach der ersten Operation stellte sich der Patient bei uns vor. Erst dann war er bereit, konsequent sein Übungsprogramm durchzuführen und die richtigen Bewegungsmuster bei der Ausführung seiner Tätigkeit zu beherzigen. Seither ist er im Beruf voll einsatzfähig und beschwerdefrei.

FALL 17

Alter: 29 Jahre
Geschlecht: männlich
Beruf: Maler
Behandlungsbeginn: 02.08.84
Behandlungsende: 31.01.85

Anamnese. Seit 6-8 Wochen Beschwerden, ausstrahlend von der LWS in das rechte Bein. Nach Massagen und KG deutliche Verschlechterung, deutlicher Hustenschmerz.

Befund. Rechtsseitsausweichen des Oberkörpers mit Linksseitsüberhang, Flachrücken.

Manueller Befund. ISG-Blockierung rechts nach dorsal.

Neurologie. Kein Wurzelreiz, keine sensiblen oder motorischen Ausfälle, PSR rechts abgeschwächt.

CT. BSV L3/4 dorsomedial.

Diagnose. Therapieresistente Lumboischialgie rechts bei BSV L4/5 dorsomedial, Instabilität der unteren LWS.

Behandlung. Vorsichtige Chirotherapie und KG mit Becken-Bein-Aufhängung. Hierdurch Besserung. Der Patient war weiterhin in seinem Beruf tätig (selbständig!).
Am 06.09.1984 erneute Blockade des Beckens, erstmaliges Auftreten von sensiblen Störungen S1 rechts. Manipulation und KG. Hierdurch deutliche Besserung. Patient arbeitete weiter.
Am 27.11.84 Rechtsseitsausweichen des Oberkörpers, ISG-Blockierung rechts, Lasègue-Zeichen rechts 70° positiv. Nach Manipulation und KG zunächst Besserung, unter Arbeit jedoch Verschlechterung. Dem Patienten wurde deshalb eine Intensivbehandlung in Wildbad geraten, die in Form der offenen Badekur in der Zeit vom 07.01. bis 31.01.1985 erfolgte. Hierbei völlige Beschwerdefreiheit.
Der Patient war jedoch seit der Besserung uneinsichtig, saß viel und bewegte sich, ohne unsere Empfehlungen zu berücksichtigen. Am 13.05.1985 trat erneut eine Ischialgie auf. Klinisch fand sich eine akute ISG-Blockierung links, Lasègue-Zeichen rechts 45° mit positivem Bragard-Zeichen, keine sensiblen oder motorischen Ausfälle. Wegen der Aktualität sofortige Manipulation und nachfolgend KG zur Reizminderung in Aufhängung im Schlingentisch. Hierdurch Besserung.
Da der Patient weiter als Maler arbeitete, traten erneute Reize auf, die mit Antiphlogistika behandelt wurden. In dieser Phase wirkte der Patient psychisch sehr labil und stand unter enormen Leistungsdruck, er fuhr täglich etwa 50 km nach Wildbad zur KG. Nach dieser Therapie traten Erleichterungen auf, die jedoch nicht anhielten. Da der Patient weiter arbeitete, schaukelten sich die Reize auf. Ein daraufhin durchgeführtes CT zeigte einen dorsomedialen BSV L4/5; der Patient wurde ungeduldig und stellte sich in Orthopädischen Klinik vor, wo der BSV operiert wurde (Op. Anfang Juni 1985).
Am 24.04.1986 erneute Vorstellung des Patienten wegen erheblicher Schmerzen. Im CT wurde ein neuer BSV L3/4 links festgestellt mit Narben im Op.-Bereich.
Klinisch fand sich eine reizlose Op.-Narbe, Rechtsseitsüberhang des Oberkörpers, Becken rechts 0,5 cm tiefer. Segmental akute ISG-Blockierung links nach ventral, L2-/3 links.

Neurologie. Lasègue-Zeichen negativ, Fußheber rechts schwächer, keine sensiblen Ausfälle, ASR rechts negativ.

52 Fallbeispiele

Behandlung. Wegen der schwierigen Vorgeschichte und der psychischen Situation mit geringer Belastbarkeit und Einsicht zunächst KG mit Becken-Bein-Fuß-Aufhängung, Interferenzstrom und Stabilisationsbehandlung nach Klein-Vogelbach. Hierdurch konnte die ISG-Blockierung spontan gelöst werden. Letzte Vorstellung am 03.06.1986. Kein Reizzustand nachweisbar. Keine Blockade, Fußheberschwäche rechts leicht rückläufig.

Kosten Erstbehandlung: DM 1955,55,
Kosten Zweitbehandlung: DM 716,10.

Merke: Zum Erfolg der Therapie ist die Einsicht des Patienten notwendig.

Schwieriger wird die Situation bei älteren Patienten. Da hier oft nicht die nötige Einsicht vorherrscht und die Lendenwirbelsäulenerkrankung nicht als Schicksal, sondern als ersetzbares Funktionsgeschehen betrachtet wird, wie das Beispiel des Falles 18 zeigt. Der Patient konnte sich nicht mit seinen Restschmerzen nach der ursprünglichen Operation abfinden, die sich infolge der Instabilität und muskulären Dekompensation eher etwas verschlimmerten, jedoch durch die konservative Therapie zunächst einmal zu beherrschen waren. Er glaubte an die Allmacht der Medizin, ohne sich seines Alters bewußt zu sein. Auch nach dem Zweiteingriff ergab sich keine Verbesserung der Situation, da offensichtlich die Narben für das Krankheitsbild verantwortlich waren. Erst nachdem er erfahren mußte, daß eine Heilung nicht möglich ist und er sich selbst helfen muß, war er einsichtig, führte sein Übungsprogramm regelmäßig durch und hatte seither eine deutliche Besserung.

FALL 18

Alter: 71 Jahre
Geschlecht: männlich
Beruf: Rentner
Behandlungsbeginn: 09.09.1986
Behandlungsende: 03.10.1986

Anamnese. Bereits seit 1956/57 BSV bekannt, mit Injektionen behandelt. 1983 wurde BSV-Op. L4/5 rechts wegen akuter Lähmung durchgeführt. Es blieb eine sensible Störung des rechten Beines in Höhe L5/S1 sowie eine leichte Fußheberschwäche. Seit Ende Mai 1986 wiederum akute Beschwerden, von der LWS ausstrahlend ins rechte Bein. Zunächst Injektionsbehandlung zuhause, Stangerbäder ohne jeden Erfolg. Patient klagte auch über Taubheit der rechten Hand, Hörbeschwerden und Durchblutungsstörungen, vom Neurologen mit durchblutungsfördernden Mitteln behandelt.

In einer neurologischen Klinik wurde ein CT durchgeführt, das in Höhe L4/5 eine ausgeprägte epidurale spinale Raumforderung ergab mit BS-Massenvorfall und Verdacht auf Narbengewebe.

Befund. Flachrücken, Linksseitsüberhang des Oberkörpers mit Rechtsseitsausweichen. Deutliche Insuffizienz der Rückstrecker, reizlose Op.-Narbe, Verkürzung des M. rectus femoris rechts, Druckschmerz des M. piriformis rechts, akute ISG-Blockierung rechts ventral.

Neurologie. Bei Behandlungsbeginn Lasègue-Zeichen rechts endgradig positiv ohne positives Bragard-Zeichen, Großzehenheberschwäche rechts, Hyposensibilität L5 und S1, Reflexe seitengleich.

Diagnose. Therapieresistente Lumboischialgie rechts bei Zustand nach BS-Op. L4/5 mit Verdacht auf Arachnitis, ISG-Blockierung rechts nach ventral, arterielle Durchblutungsstörungen.

Therapie. Während der ersten 4 Behandlungen schmerzlindernde Aufhängung in Rückenlage mit vorbereitenden Weichteiltechniken. Danach wurden vorsichtig der M. piriformis und der M. rectus femoris gedehnt. Wegen der schwierigen körperlichen Voraussetzungen wurde auf die Manipulation verzichtet, statt dessen durch Muskelenergietechniken in physiologischer Einstellung das ISG mobilisiert. Hierdurch ließ der M.-piriformis-Schmerz nach, wobei die Aufhängung in Rückenlage und Seitlage zur Entlastung mit funktioneller Ausgangsstellung und dynamischer Stabilisation von Becken/ LWS und BWS erfolgte. Ziel war die Stabilisation des lumbosakralen Übergangs des thorolumbalen Bereichs. Im Anschluß Muskeltraning in dreidimensionalem Bewegungsmuster und Erlernung von Gebrauchsbewegungen. Hierdurch konnte das Beschwerdebild des Patienten beherrscht werden.

Am 03.10.1986 stellte sich der Patient noch einmal vor, hierbei keine Blockade, kein Wurzelreiz, jedoch diffuser Reiz ligamentär lumbosakral. Wegen dieses Reizes wurde dem Patient ein Szintigramm geraten, um ein malignes Geschehen auszuschließen. Der Patient stellte sich in orthopädischer Klinik vor, wo ihm geraten wurde, das Narbengewebe zu resezieren.

Am 27.01.1987 wurde erneut in Höhe L4/5 operiert mit Resektion des Narbengewebes. Hiernach keine wesentliche Besserung.

Am 17.08.1987 stellte sich der Patient erneut vor, hierbei wiederum Ischialgie rechts bei ISG-Blockierung links nach ventral. Keine Änderung der neurologischen Symptomatik. Durch intensives Krankengymnastikprogramm mit 15 mal Land- und 6 mal Wasserbehandlung konnte das Beschwerdebild beherrscht werden. Im Rahmen dieser Therapie wird am 20.08.1987 nach Vorbereitung die ISG-Blockierung manipuliert. Letzte Kontrolluntersuchung am 08.09.1987, dabei deutliche Besserung.

Kosten Erstbehandlung: DM 442,45,
Kosten Zweitbehandlung: DM 847,85.

Merke: Die Unduldsamkeit des Patienten in Verbindung mit zentralen Perfusionsstörungen führte zur operativen Revision; eine Verbesserung des Beschwerdebildes wurde jedoch nicht erreicht. Erst hiernach war der Patient bereit, sich mit seiner Situation abzufinden und selbst etwas dazu beizutragen.

Offene Badekur als Trainingslager

Selbstverständlich sind Behandlungen in dieser Form nicht immer ambulant neben dem Beruf möglich. Der Patient kommt unter Termindruck in die Praxis, hat eine gewisse Verspannung der Muskulatur und ist damit nur bedingt behandlungsfähig. Wir greifen daher gerne auf die Möglichkeit der Intensivbehandlung im Rahmen einer offenen Badekur zurück, wobei hier mit bis zu 2 maliger KG pro Tag eine Art Trainingslager erreicht wird. Dies ist insbesondere bei komplizierten Fällen notwendig, wie Beispiel 19 beweist. Der Patient hatte in der Anamnese ein Blasenkarzinom, wodurch die üblichen physikalischen Maßnahmen nicht zum Tragen kommen konnten.

Trotz seines schweren Berufs als Säger strebte er nicht die Rente an, sondern versuchte, aus seiner schmerzhaften Situation herauszukommen. Er fühlte sich durch die bereits 5 Monate bestehende Arbeitsunfähigkeit belästigt. Aus diesem Grunde wurde eine Behandlung im Rahmen einer offenen Badekur in Wildbad durchgeführt, wobei selbstverständlich Behandlungsmaßnahmen, die reflektorisch provozierend wirken, unterlassen wurden. Nach Abschluß der Kur konnte der Patient nach 14 Tagen die Arbeit wieder aufnehmen und ist seither beschwerdefrei.

FALL 19

Alter: 57 Jahre
Geschlecht: männlich
Beruf: Säger
Behandlungsbeginn: 29.05.1984
Behandlungsende: 17.10.1984

Anamnese. Seit 01.01.1984 therapieresistente Beschwerden ausstrahlend ins linke Bein nach Verheben. Vorausgegangen waren 1972 die Operation eines Blasenkarzinoms und 1980 eine Strumaresektion. Die seit Januar durchgeführte antiphlogistische Behandlung hatte keinen Erfolg. Der Patient war seit Januar nicht mehr arbeitsfähig.

Befund. Rundrücken mit Linksseitsausweichen des Oberkörpers und Linksseitsüberhang segmental, akute ISG-Blockierung links, erheblicher Reiz der Rückenstreckmuskulatur im LWS-Bereich.

Neurologie. Lasègue-Zeichen 30° links positiv mit positivem Bragard-Zeichen rechts, 90° positiv, keine sensiblen motorischen Ausfälle, ASR beidseits nicht auslösbar.
 Das *CT* zeigte einen BSV L4/5 links von ca. 5 mm Breite mit Sequesterbildung nach unten.
 Im Skelettszintigramm ergaben sich keine Hinweise auf Metastasen oder Entzündung.

Diagnose. Therapieresistente Lumboischialgie links bei BSV L4/5, akute ISG-Blockierung links, Zustand nach Strumaresektion 1980 bzw. Blasenkarzinom-Op. 1972.
 Es erfolgte am 15.06.1984 die Manipulation der ISG-Blokckierung nach entsprechender krankengymnastischer Vorbereitung, die erst am 14.06.1984 beginnen konnte. Hierbei fand sich eine verkürzte Ischiokruralmuskulatur, links mehr als rechts. Die ersten 6 Behandlungen wurden daher als Weichteilbehandlung mit Eis und Traktionen in LWS-Aufhängung mit dreidimensionaler Einstellung und manueller Traktion intermittierend durchgeführt und eine hubfreie Mobilisation aktiv am Schlingentisch begonnen. Die 6. bis 12. Behandlung wurde durch Weichteiltechniken (Muskelmassage), Eis und postisometrische Dehnung der Ischiokruralmuskulatur und der unteren Rückenmuskulatur in Seitaufhängung im Schlingentisch durchgeführt. Ab der 12. Behandlung Ultraschallapplikationen an den Muskelansätzen, Stabilisationsübungen in Entlastung und Traktionen im LWS-Bereich. Hierdurch war eine wesentliche Erleichterung zu erreichen.
 Zur endgültigen Stabilisation der LWS kam der Patient im Rahmen einer offenen Badekur in der Zeit vom 17.09. bis 11.10.1984 nach Wildbad, wobei im täglichen Krakengymnastikprogramm von steiler bis flacher Becken-Bein-Aufhängung in Rückenlage dreidimensional eingestellt therapiert wurde, Ultraschall und Eis im Wechsel. Danach Dehnungstechniken für die Ischiokruralmuskulatur. Im Anschluß Spannungsübungen in funktioneller Ausgangsstellung und Haustraining von Gebrauchsbewegungen. Hierdurch konnte der Patient völlig beschwerdefrei werden und am 29.10.1984 seine Arbeit wieder aufnehmen. Seither ist er beschwerdefrei.

Kosten: DM 727,30.

Merke: Bei lang anhaltender Symptomatik muß die konservative Therapie im Sinne eines „Trainingslagers" konzentriert werden.

Diese Form der offenen Badekur muß als Ersatz für eine stationäre konservative Behandlung gesehen werden. Die Erfahrungen sind jedoch schwer in den stationären Bereich zu übertragen, da eine sehr enge Beziehung zwischen Patient und Physiotherapeut und auch zwischen Arzt und Patient erforderlich ist. Dies ist unter stationären Bedingungen nur schwer zu erreichen, da sich die Erfahrungen nicht spontan übertragen lassen und eine gewisse Variationsbreite in den Behandlungsmethoden erforderlich ist. Wie die Statistik zeigt, war auch bei uns eine lange Phase des Erfahrungsammelns notwendig, um Behandlungszeiten und Behandlungskosten zu reduzieren.

Die offene Badekur bzw. ambulante Behandlung erweist sich in einigen Fällen durchaus als problematisch, da hier eine Selbstbeteiligung des Patienten auch finanzieller Art notwendig ist. Von Seiten der Krankenkassen wird neben den Behandlungen lediglich ein Zuschuß für Unterkunft und Verpflegung bezahlt, was eine gewisse Selbstbeteiligung des Patienten erforderlich macht.

Die Privatkassen machen hierbei noch größere Schwierigkeiten, da die Therapie als versteckte Kur angesehen wird und Kurmaßnahmen nicht in den Statuten der Privatkassen vorgesehen sind. Welche Kosteneinsparungen mit der Therapie möglich ist, braucht nicht erwähnt zu werden. Zweifellos wird ein Umdenken dieser starren bürokratischen Haltung auch unter Berücksichtigung der explodierenden Kosten im Gesundheitswesen notwendig sein.

Eigeninitiative und Selbstbeteiligung des Patienten selektieren sicherlich den Patientenkreis, jedoch nicht nach pekuniären Auswahlkriterien, sondern ausschließlich nach der Bereitschaft sich zu engagieren. Diese Motivierten kommen aus allen Gesellschaftsgruppen. Bei Betrachtung der Behandlungskosten spielt das persönliche Engagement eine wesentliche Rolle. Wir versuchen jedoch, uns den Möglichkeiten des Patienten anzupassen, ihn soweit wie möglich zu beraten und seinen Möglichkeiten entsprechend unterzubringen.

Dies zeigt das Beispiel von Fall 20. Der junge Mann war infolge seiner noch laufenden Ausbildung relativ mittellos, hatte einen hochakuten Bandscheibenvorfall und sollte operiert werden. Vom behandelnden Zahnarzt, der als Patient schon bei uns war, wurde er an uns verwiesen. Da finanzielle Mittel des Patienten nicht vorhanden waren, stellte der Vater sein Wohnmobil in die Nähe des Behandlungsortes, wodurch die Unterbringungskosten gespart wurden. Trotz dieser ungewöhnlichen Maßnahme war eine völlige Rehabilitation des jungen Mannes zu erreichen.

FALL 20

Alter: 23 Jahre
Geschlecht: männlich
Beruf: Lehrling
Behandlungsbeginn: 08.01.1985
Behandlungsende: 08.02.1985

56   Fallbeispiele

Anamnese. Seit 8 Wochen starke Schmerzen, von der LWS ausstrahlend ins rechte Bein. Abklärung am Heimatort einschließlich CT, wobei ein BSV -L5/S1 festgestellt wurde sowie eine ausgeprägte Protrusion L4/5 und L3/4. Hieraufhin war Op. empfohlen worden. Der Patient wurde von seinem Zahnarzt zu uns geschickt. Dieser hatte selbst Erfahrung mit unserer Methode und wollte dem jungen Mann eine Operation ersparen.

Befund. Normalrücken, Becken links 1,5 cm tieferstehend, Linksseitsüberhang des Oberkörper mit Linksseitsausweichen, segmental hochakute ISG-Blockierung links nach dorsal, rechts nach ventral. Reizzustand über dem Trochanter major rechts, Druckschmerzempfindlichkeit über dem M. soleus rechts, generelle Gewichtsverschiebung beim Stehen nach links.

Neurologie. Lasègue-Zeichen rechts 70° positiv mit positivem Bragard-Zeichen, keine sicheren sensiblen Ausfälle, Großzehenheberschwäche sowie Fußaußenrandheberschwäche rechts, Reflexe seitengleich.

Diagnose. Therapieresistente Lumboischialgie rechts bei BSV L4/5, L5/S1 und ISG-Blokkierung.

Therapie. Am 10.01.1985 therapeutische Manipulation der ISG-Blockierung, hierbei sofortige Besserung. Anschließend 20mal KG und 8mal Wasserbehandlung. Hierbei zunächst im Schlingentisch in Seitaufhängung Dehnungen im ischiockruralen Bereich des rechten Oberschenkels. Hubfreie Mobilisation aus Rückenlage (FBL). Stabilisation bei gleichzeitiger Interferenzstrombehandlung aus Rückenlage, krankengymnastische Einzelbehandlungen im Wasser mit Auftriebskörpern.

Hierdurch konnte eine deutliche Verbesserung des Koordinationsvermögens erreicht werden. Der ligamentäre Reiz war gut mit Ultraschall und Eis anzugehen und nach 10 Behandlungen nicht mehr nachweisbar. Die Stabilität der LWS nahm im Verlauf der weiteren 8 Behandlungen zu. Der Patient war nach Abschluß der Behandlung beschwerdefrei und neurologisch unauffällig.

Am 30.05.1985 Kontrolluntersuchung. Hierbei kein pathologischer Befund. Am 27.06.1985 akute ISG-Blockierung links nach Verheben, kein Wurzelreiz, keine neurologischen Ausfälle.

Die letzte Kontrolluntersuchung war am 02.08.1985. Der Patient ist seither völlig beschwerdefrei.

Während der Behandlungsserie wohnte der Patient in seinem vom Vater abgestellten Wohnmobil auf dem Parkplatz am Kurpark. Selbst unter diesen schwierigen Verhältnissen war eine völlige Rehabilitation möglich.

Behandlungskosten: DM 1088,55.

Merke: Nicht alle konservativen BS-Behandlungen müssen unter stationären Bedingungen stattfinden.

Bandscheibenvorfall und Beruf

Selbstverständlich muß im Rahmen der Behandlung die berufliche Tätigkeit der Patienten berücksichtigt werden. Auch hier kann kein starres Schema gelten. Gerade durch die Entwicklung auf dem Arbeitsmarkt in den letzten Jahren ist nicht jeder bereit, sich umschulen zu lassen, um eine weniger wirbelsäulenbelastende Tätigkeit auszuüben. Oft sind auch familiäre Gegebenheiten Voraussetzung, wie Beispiel 21 zeigt.

Der junge Mann ist als einziger Sohn der Erbe eines großen landwirtschaftlichen Betriebes. Dieser würde durch seinen Ausfall völlig auseinanderbrechen, was zum einen traditionsgemäß problematisch, zum anderen aber auch für ihn schwierig wäre, da er als Landwirtschaftsmeister so schnell keine andere Möglichkeit der beruflichen Tätigkeit fände.

In diesem Falle wurde versucht, auch in Zusammenarbeit mit der klinischen Neurologie und Orthopädie eine Lösung zu schaffen, die für den Patienten passabel ist. Infolge der schweren beruflichen Belastung war jedoch eine Dauerbehandlung notwendig, die im Laufe der letzten Jahre zu einer deutlicher verbesserten Belastbarkeit und zum Nachlassen der Reizzustände geführt hat. Dies ging sogar so weit, daß die Bundeswehr den Patienten einziehen wollte, da röntgenologisch lediglich ein enger Spinalkanal mit BS-Protusion L4/5 vorlag und zum Zeitpunkt der Untersuchung durch das Kreiswehrersatzamt eine akute Symtomatik nicht vorhanden war. Nur mit Mühe und in Kooperation mit der Klinik war es möglich, den Patienten hiervor zu schützen. Zwangsläufig wäre bei der ersten Fehlbewegung die akute neurologische Symptomatik wieder aufgetreten.

Glücklicherweise zeigten die untersuchenden Ärzte hier Verständnis, so daß Schlimmeres verhindert werden konnte.

FALL 21

Alter: 21 Jahre
Geschlecht: männlich
Beruf: selbständiger Landwirt
Behandlungsbeginn: 13.06.1983
Behandlungsende: 09.12.1983

Anamnese. Seit 2 Monaten sehr starke Schmerzen, von der LWS ausstrahlend ins linke Bein. Vorbehandlung mit Medikamenten und Massage ohne Erfolg. Bereits Abklärung in neurologischer Klinik, wo ein enger Spinalkanal mit BS-Protrusion festgestellt und von einer Operation abgeraten wurde.

Befund. Flachrücken, sehr gut ausgebildete Rückenstreckmuskulatur, massives Linksseitsausweichen des Oberkörpers, Becken links 0,5 cm tieferstehend. Erhebliche Verspannung der paravertebralen Muskulatur mit ventraler Vorneigestellung des gesamten Oberkörpers, erhebliche Verkürzung der dorsalen Oberschenkelmuskulatur beiderseits, ausgeprägte Druckempfindlichkeit im Verlauf des M. piriformis beiderseits.

Neurologie. Lasègue-Zeichen links 20° positiv mit positivem Bragard-Zeichen, rechts 45° positiv, keine sensiblen Ausfälle, Fußheber links aktiv nicht anspringend. Segmental ISG-Blockierung links nach dorsal, Instabilität der oberen LWS.

CT. Kein Prolaps, enger Spinalkanal mit Protrusion L4/5.

Diagnose. Hochakute Lumboischialgie beidseitig, links mehr als rechts bei engem Spinalkanal mit L5- und S1-Symptomatik, Beckeninstabilität, erhebliche muskuläre Fehlsteuerung.

Behandlung. Vorsichtige Chirotherapie und nachfolgender Stabilisationsbehandlung mit KG. Hierbei Becken-Bein-Aufhängung und Seitaufhängung, Eisbehandlung im ISG-Bereich beiderseitig, postisometrische Entspannung und Dehnung des M. piriformis beiderseitig, funktionelle Dehnung (FBL) der ischiokruralen Muskulatur beiderseitig, Einübung funktioneller Bewegungsketten, Gehschule. Nach 5 Behandlungen Verbesserung der Beinfunktion, Beinhebung auch aktiv bis 80° möglich. Nach weiteren 6 Behandlungen einschließlich Elektrotherapie mit Interferenzstrom von 90-100 Hz und gelegentlich Eis Nachlassen der Beschwerden. Nach 30 Behandlungen KG lediglich ligamentäre Reizung ileolumbal. Das Bewegungsverhalten konnte bei diesem Patienten nur sehr langsam verändert werden, eingefahrene Bewegungsmuster machten es ihm sehr schwer, neue aufzunehmen. Deshalb wurde eine Vertiefung der Übungen unter Kontrolle vereinbart. Beim letzten Befund am 12.09.1986 kein Wurzelreiz, keine Paresen, keine sensiblen Ausfälle.

Weitere Therapie: Während der Winterzeit 1- bis 2mal wöchentlich Behandlung zur Stabilisation der kleinen intersegmentalen Muskulatur und der Hüftabduktoren, um das Ergebnis zu halten. Ungefähr 1- bis 2mal jährlich kommt der Patient mit einer akuten Blockade und Ischialgie in die Praxis, wobei z.T. eine Fußheberschwäche nachweisbar ist. Nach Manipulation ist die Symptomatik sofort rückläufig. Um die Stabilität des Beckens bei der beruflichen Tätigkeit, vor allen Dingen beim Traktorfahren, zu ermöglichen, wurde gerade für diese Tätigkeit eine Lendenstütze rezeptiert.

Auch von einer neurologischen Klinik wurde eine konservative Weiterbehandlung geraten; die von einer orthopädischen Klinik empfohlene Bogenresektion zur Entlastung des engen Spinalkanals kann der Patient schon aus beruflichen Gründen nicht durchführen.

Anzahl der Behandlungen. 1983: 30 Landbehandlungen, 1985: 10 Landbehandlungen, 1986: 60 Landbehandlungen, 1987: 54 Landbehandlungen.

Kosten Erstbehandlung: DM 1454,05
1985: DM 626,60
1986: DM 2292,60
1987: DM 1940,50

Hierbei kein Tag Arbeitsausfall.

Merke: Auch die körperliche Situation des Patienten und der Beruf müssen bei der Wahl der Therapiemöglichkeiten berücksichtigt werden.

Ergotherapie

Nicht allein Physiotherapie und Chirotherapie sind in Kooperation mit dem Patienten für die berufliche Tätigkeit und den Erfolg entscheidend, sondern auch die Ergotherapie. Mit Hilfe dieser Fachdisziplin können Arbeitsplatzgestaltung und Hilfsmittelberatung durchgeführt werden. Hierzu ist es erforderlich, einen engen Kontakt mit ergotherapeutischen Institutionen zu pflegen und den Patienten bei Bedarf in den entsprechenden Abteilungen vorzustellen, wobei besonderer Wert auf richtiges Sitzen, richtige Arbeitsplatzgestaltung gelegt werden muß (z.B. Ordnung der Hilfsmittel auf dem Schreibtisch, Höhe der Arbeitsfläche und Höhe eines evtl. vorhandenen Bildschirms, Sitzkorrektur, Verbesserung der Sitztechnik auch im Auto). Viele Patienten mit Bandscheibenvorfällen erfahren daher eine ergotherapeutische Beratung, die weitere Rezidive verhindern kann.

Im Falle des nächsten Patienten war es eine genaue Arbeitsplatzbegehung und -beratung. Die Verordnung eines Sitzkeiles, damit die Arbeit auch unter ungünstigen körperlichen Voraussetzungen wieder aufgenommen werden konnte.

FALL 22

Alter: 44 Jahre
Geschlecht: weiblich
Beruf: Arbeiterin
Behandlungsbeginn: 14.11.1985
Behandlungsende: 07.01.1986

Anamnese. Seit 2½ Jahren Schmerzen, von der LWS ausstrahlend ins linke Bein. Sie war bereits 2mal stationär in orthopädischen Kliniken, hatte ein Heilverfahren hinter sich, wodurch jedoch jeweils nur ein kurzfristiger Erfolg bei konservativer Behandlung erreicht werden konnte. Sie klagt v. a. über Beschwerden beim Sitzen und Laufen mit teilweiser Pelzigkeit im Bereich der Fußaußenseite seit etwa einem Jahr.

Befund. Normalrücken mit Rechtsseitsüberhang des Oberkörper um die Hälfte und Rechtsseitsausweichen. Segmental ISG-Blockierung rechts nach ventral, erheblicher Reizzustand des M. glutaeus medius.

Neurologie. Lasègue-Zeichen links 60° positiv mit positivem Bragard-Zeichen, Hyposensibilität der Wurzel S1, keine motorische Störung, Reflexe seitengleich. In der Myelographie zeigte sich BSV L5/S1 mit Abbruch der Wurzel S1 links.

Diagnose. Therapieresistente Lumboischialgie links mit S1-Symptomatik, bei Gefühlsstörung S1, ISG-Blockierung rechts, BSV L5/S1 links.

Therapie. Die ISG-Blockierung wurde am 14.11.1985 sofort manipuliert sowie erneut am 17.12.1985. Die ersten 4 Behandlungen Krankengymnastik, die sich sofort anschlossen, wurden in aktueller Ruhe- und Schonstellung durchgeführt mit dreidimensionaler Aufhängung. Analgetische Vorbereitung durch Eisanwendung im ISG-Bereich, danach Aufhängung und Entlastung. Vorsichtige Traktion, postisometrische Entspannungstechniken für Piriformis, Tractus iliotibialis, M. rectus femoris, Ischiokruralmuskulatur. Gleichzeitig spezifische Mobilisation L5/S1, L4/5 im Schlingentisch. Ab dem 10. Behandlungstag vermehrte Dehntechniken auch im Bereich der BWS und HWS mit Erlernen von Atemtechniken. Ab 16. Behandlung Bücktraining und stabilisierende Übungen für Gebrauchsbewegungen.

Wegen der sitzenden Tätigkeit während der Arbeit am Fließband erfolgte eine ergotherapeutische Beratung mit Sitzhöheneinstellung, Versorgung mit einem entsprechend beweglichen Stuhl und einem Sitzkeil zur Lordosierung der LWS, wo eine Stabilisierung während der Arbeit erreicht wurde. Hierdurch trat Beschwerdefreiheit auf, die Patientin konnte unmittelbar an die Behandlung ihre Arbeit wieder aufnehmen.

Am 12.08.1986 zog sie sich nach Verheben erneut eine ISG-Blockierung zu. Hierbei trat kein Wurzelreiz auf, leichte Hyposensibilität S1 links mit geringer Fußaußenrandheberschwäche. Nach Manipulation und Krankengymnastik zu Hause keine ausreichende Stabilität, daher Intensivbehandlungen in Wildbad im Rahmen einer offenen Badekur mit täglich Land- und 2mal pro Woche Wasserbehandlung in der Zeit vom 17.11. bis 12.12.1986. Im Anschluß daran keine Reizzustände, keine neurologischen Ausfälle. Die Patientin konnte seither voll arbeiten.

Am 02.07.1987 nach Gartenarbeit erneute ISG-Blockierung links nach ventral ohne Wurzelreiz. Keine neurologischen Ausfälle. Nach Manipulation sofortige Besserung. Die Patientin führt die erlernten Übungen regelmäßig durch. Seither Beschwerdefreiheit.

Kosten Erstbehandlung: DM 412,25,
Kosten Zweitbehandlung: DM 686,05.

Merke: Auch schwere wirbelsäulenbelastende Tätigkeiten können ohne weiteres durchgeführt werden, wenn die erlernten krankengymnastischen Übungen konsequent erfolgen.

Berufliche Rehabilitation

Nicht immer jedoch ist eine völlige Wiederherstellung möglich und der Patient in seinem alten Beruf einsatzfähig, wie Beispiel 23, das eines Schreiners, beweist, der nach der Therapie zunächst beschwerdefrei war, dann aber durch die berufliche Überbelastung der unteren Lendenwirbelsäule erneut Schmerzen provoziert hatte.

Um hier eine Verbesserung zu erreichen, war eine berufliche Rehabilitation im Sinne von Umschulung nötig. Die Kooperationsbereitschaft des Arbeitgebers ermöglichte eine innerbetriebliche Umsetzung, wodurch der Patient durch die Therapie beschwerdefrei gehalten und auch die Rezidivmöglichkeit gemindert wurde.

FALL 23

Alter: 44 Jahre
Geschlecht: männlich
Beruf: Schreiner
Behandlungsbeginn: 16.06.1983
Behandlungsende: 06.04.1984

Anamnese. Im Mai 1982 BS-Op. L5/S1 rechts. Die vor der Op. bestehenden neurologischen Erscheinungen des rechten Fußes waren durch die Op. besser geworden, nun traten Beschwerden im Bereich des linken Beines auf. Nach Anschlußheilverfahren zunehmende Schwächen der Zehen links, erneute stationäre Behandlung in neurologischer Klinik. Hierdurch konnte eine leichte Besserung erreicht werden. Das folgende Anschlußheilverfahren war jedoch ohne Erfolg. Vorstellung in orthopädischer Klinik, wo infolge der lateralen Spondylolyse eine ventrale Spondylodese L5/S1 empfohlen wurde. Der Patient klagt über Schmerzen, von der LWS ausstrahlend in die Rückseite des linken Beines bis zum Knie, zeitweise bis auf die Außenseite des linken Fußes, weiter Taubheitsgefühl im Bereich der Zehen des linken Fußes außen, keine Verschlimmerung beim Husten und Niesen.

Befund. Flachrücken mit Rechtsseitsüberhang des Oberkörpers und Rechtsseitsausweichen. Segmental akute ISG-Blockierung links nach dorsal. Gute Rückenstreckmuskulatur und reizlose Op.-Narbe, diffuser ligamentärer Reiz lumbosakral.

Neurologie. Lasègue-Zeichen beidseits negativ, Sensibilität und Motorik ohne Befund, Reflexe seitengleich.

CT. Zustand nach BS-Op. L5/S1 sehr starke narbige Veränderung mit Einengung der linken Seite durch die allgemeine Protrusion, kein stärkerer Vorfall oder Sequester, unauffällige Verhältnisse in Höhe L4/5.

Diagnose. Therapieresistente Lumbalgie bei Zustand nach BS-Op. L5/S1 mit lateraler Spondylolyse LWK5 links, Instabilität der unteren LWS. ISG-Blockierung links nach ventral.

Therapie. Am 21.06.1983 nach krankengymnastischer Vorbereitung vorsichtige Manipulation der ISG-Blockierung sowie erneut am 02.08.1983 wegen eines Rezidivs. Krankengymnastik im wesentlichen stabilisierend im Schlingentisch, in Rücken- und Seitaufhängung einschließlich reizmindernder Behandlung mit Eis, Aufbau vom Kleinen zum Großen, Erlernung von Gebrauchsbewegungen und Selbstübungsprogramm.

Zusätzlich Stangerbäder mit Querdurchflutung, lokale Salbenbehandlungen, kurzfristiger Einsatz von Antiphlogistika. Nach 24 mal KG Landbehandlungen deutliche Besserung des Beschwerdebildes. Wegen Instabilität der LWS innerbetriebliche Umsetzung, um Überlastung der unteren LWS zu verhindern. Hierdurch kann das Beschwerdebild völlig beherrscht werden.

Behandlungskosten: DM 1148,65.

Merke: Auch die Arbeitsbedingungen müssen als auslösendes Moment der Symptomatik berücksichtigt werden. Vor Op. sollte hier eine Beratung und ggf. Änderung erfolgen.

Sport und Bandscheibenvorfall

Kann man beim Bandscheibenvorfall noch Sport treiben? Wie weit ist das Risiko mit den verschiedenen Sportarten vertreten? Grundsätzlich sollte hierzu gesagt werden: Jeder Sport ist möglich, der Zeitpunkt der sportlichen Reaktivierung muß jedoch mit Therapeuten und Ärzten abgesprochen werden. Wichtig erscheint die Verbesserung der Techniken in den verschiedenen Sportarten, um die Lendenwirbelsäule zu schonen. Hierdurch sind selbst Extrembelastungen nach einer gewissen Trainingsphase wieder möglich. In unserem Patientengut finden sich Fußballprofis ebenso Ballettänzerinnen und -tänzer, die trotz eines Bandscheibenvorfalls ohne Operation ihren Beruf wieder ausüben können.

Ein Beispiel der für diese sportlichen Rehabilitation eines Patienten ist Fall 24, der trotz einer hochakuten Symptomatik heute wieder voll Tennis in der Mannschaft spielen kann. Hierbei hatte der Physiotherapeut gezielt in Richtung sportliche Belastung behandelt und den Patienten hinsichtlich seiner Techniken beraten und verbessert.

FALL 24

Alter: 49 Jahre
Geschlecht: männlich
Beruf: Lehrer
Behandlungsbeginn: 01.10.1987
Behandlungsende: 10.11.1987

Anamnese. Nach Tennisspiel traten akute Schmerzen an der LWS, ausstrahlend ins linke Bein auf. Zunächst wurde mit Antiphlogistika behandelt. Im Lauf von 14 Tagen zunehmende Verschlimmerung mit massivem Linksseitsüberhang des Oberkörpers. Der Patient kam humpelnd mit Unterstützung einer weiteren Person in die Praxis, konnte sich kaum halten, war nach vorn gebeugt.

Befund. Flachrücken mit fast völliger Bewegungsunfähigkeit segmental, ISG-Blockierung links nach ventral. Erhebliche Verspannung der paravertebralen Muskulatur.

Neurologie. Lasègue-Zeichen links 30° positiv mit positivem Bragard-Zeichen, Hyposensibilität L5 links mit deutlicher Fußheberschwäche. Reflexe seitengleich.

Diagnose. Hochakute Lumboischialgie links mit L5-Symptomatik bei ISG-Blockierung links nach ventral.

Behandlung. Am 01.10.1987 Chirotherapie der ISG-Blockierung, erneut am 14.10.1987 in Höhe L1/2 links sowie gleichzeitige Manipulation des Wadenbeinköpfchengelenks links. Im Rahmen der KG wurden Schmerzen in Be- und Entlastung angegeben. Anfangs war es ein Problem, eine längere schmerzfreie Lagerung für den Patienten zu finden. Dies gelang am besten in der Linksseitslage im Schlingentisch mit Wurzelentlastung. Hierbei gelangen auch die ersten vorsichtigen Traktionen. In dieser Lage wurden Eispackungen angewandt. Im Anschluß daran vorsichtige Mobilisation in Flexionsrichtung im Schlingentisch. Nach 3 Tagen war auch aus der Lage heraus eine erste Haltespannung in Extensionsrichtung möglich, die physiologische Lordosierung gelang.

Der Patient berichtete, in dieser Phase auch besser schlafen zu können. Nach 3 Wochen konnte das gesamte Schlingentischprogramm durchgeführt werden: in Rücklage, Seitlage in Form der Mobilisation und der Stabilisation. Nach 4 Wochen war der Patient tags- und nachtsüber schmerzfrei, jedoch traten in der Belastung auf einfaches längeres Stehen oder Gehen immer wieder die Schmerzen lateral im Oberschenkelbereich auf im Sinne einer Reizung des Tractus iliotibialis.

Um eine Therapiereizung zu vermeiden, wurde dann die Behandlung von täglich auf 3mal wöchentlich reduziert. Hierdurch klangen die peripheren Schmerzen ab. Die Belastungsfähigkeit nahm sichtlich zu.

Der Patient konnte sein volles Schulprogramm erfüllen. Seine sportlichen Ambitionen, Tennisspielen und Skifahren, konnten ins KG-Übungsprogramm als Fernziel eingeplant werden. Nach 30 krankengymnastischen Behandlungen ist der Patient völlig schmerzfrei und sportlich belastbar.

Kosten gesamt DM 1309,85.

Merke: Ziel der Behandlung ist Wiederherstellung der Bewegungskette und schmerzfreie Behandlung.

Ein weiteres Beispiel für die sportliche Belastungsfähigkeit ist ein Patient, der als Ministerialbeamter nicht über den üblichen Achtstundentag verfügt, sehr viel sitzen und reisen muß. Als früherer Leistungssportler ist er auf ein regelmäßiges Weitertrainieren angewiesen. Trotz des hochakuten Beschwerdebildes war es möglich, den Patienten innerhalb eines Vierteljahres wieder voll an seinen intensiven Ausgleichssport heranzuführen.

FALL 25

Alter: 37 Jahre
Geschlecht: männlich
Beruf: Beamter
Behandlungsbeginn: 29.03.1984
Behandlungsende: 28.05.1984

Anamnese. Seit 2 Jahren im Herbst und Frühjahr akute Ischialgien, die sich mit Antiphlogistika und Heißluft besserten. Seit Anfang Februar Taubheitsgefühl im Bereich des Gesäßes und Oberschenkels beidseits. Die Gehstrecke betrug maximal 1 km. Vorbehandlung in neurochirurgischer Universitätsklinik. Dort wurde BSV festgestellt und zur Op. geraten. Vorstellung durch Orthopäden, der die Behandlungsmethode mit Chirotherapie und KG kennengelernt hatte, mit der Frage der Behandlungsmöglichkeit.

Befund. Normalrücken bei gut ausgeprägter Schultermuskulatur, jedoch schwacher Muskulatur im Bereich der LWS. Rechtsseitsüberhang des Oberkörpers mit Rechtsseitsausweichen, segmental hochakute ISG-Blockierung links, Druckschmerz über Dornfortsatz LWK 5.

Neurologie: Lasègue-Zeichen links endgradig positiv ohne positives Bragard-Zeichen, leichte Hyposensibilität L5 beidseitig, ASR links abgeschwächt.

CT vom 14.03.84: BSV rechts lateral L3/4, L4/5 mit Kompression der Wurzeltasche.

Diagnose. Therapieresistente Lumboischialgie links bei BSV L4/5 rechtslateral mit Kompression der Wurzeltasche L3/4 rechtslateral, ISG-Blockierung links.

Therapie. Wegen der akuten Symptomatik am 03.05.1984 nach entsprechender krankengymnastischer Vorbereitung in Becken-Bein-Aufhängung und Entspannungslagerung vorsichtige Manipulation der ISG-Blockierung. Anschließend Interferenzstromapplikation und stabilisierende Übungen in Rücken- und Seitlage im Schlingentisch für 2 Tage. Hierdurch konnte sofort eine Beschwerdefreiheit erreicht werden.

Wegen des Muskelungleichgewichtes bei erheblich verkürzter Ischiokruralmuskulatur wurde eine Intensivbehandlung in Wildbad im Rahmen einer Kur empfohlen und vom 03.05. bis 28.05.1984 durchgeführt. Hierbei segmentales Aufbautraining, Training der Hüftabduktoren, Gebrauchsbewegungsschulung, Arbeitsplatzberatung, Therapie auch im Wasser zur Dehnung der Ischiokruralmuskulatur. Danach ist der Patient völlig beschwerdefrei. Letzte Kontrolluntersuchung am 17.05.1987.

Nach einem Verheben zog sich der Patient eine Blockierung in Höhe L2/3 links zu, ohne Wurzelreizsymptomatik. Nach Manipulation sofortige Beschwerdefreiheit. Der Patient führt seine Übungen regelmäßig durch und betreibt intensiven Ausgleichssport.

Behandlungskosten: DM 1368,10.

Merke: Auch sportliche Aktivitäten sind nach abgeschlossener konservativer BS-Behandlung möglich.

INSTABILITÄTEN

Große Probleme bereiten Instabilitäten der Wirbelsäule. Sie sind relative Kontraindikationen für die Chirotherapie und der Physiotherapie schwer zugänglich. Allgemein stabilisierende Übungen führen infolge des segmentalen Muskelungleichgewichts eher zu einer Provokation des Segments als zu einer Verbesserung. Hierbei ist die strenge segmentale Behandlung erfolgreich wie sie allein im Schlingentisch möglich ist. Als Alternative bleiben lediglich Operationen oder äußere Stützmaßnahmen.

Operative Behandlung bei Therapieresistenz

Die Überbelastung der Nachbarsegmente nach Bandscheibenoperationen bei hypermobilen Patienten bereitet uns immer wieder Probleme. Die Patientin im Fall 26 hatte 1973 eine Bandscheibenoperation und kam jetzt wegen akuter Blockierung des Kreuzbein-Darmbein-Gelenks in unsere Behandlung.

Zunächst konnte durch die Maßnahmen der Chirotherapie und Physiotherapie ein erträglicher Zustand erreicht werden. Da die Patientin als Lehrerin in Korrekturfächern viel sitzen mußte, traten um die Weihnachtszeit 1984 erhebliche Reizzustände auf, die infolge der noch nicht ausreichend stabilisierten unteren Lendenwirbelsäule zur Therapieresistenz führten.

Daher erfolgte die stationäre Einweisung in eine orthopädische Klinik, wo ein Massenvorfall in Höhe L4/5 in Verbindung mit Narben in Höhe L5/S1 festgestellt wurde. Hierdurch war die Therapieresistenz zu erklären, vor allen Dingen unter Berücksichtigung der muskulären Instabilität und Hypermobilität. Nach der Operation ist die Patientin in ihrem Beschwerdebild gebessert.

FALL 26

Alter: 42 Jahre
Geschlecht: weiblich
Beruf: Lehrerin
Behandlungsbeginn: 08.07.1984
Behandlungsende: 03.01.1985

Anamnese. Im Dezember 1973 BSV-Op. L5/S1 rechts, danach beschwerdefrei. Seit 4 Wochen zunehmend Beschwerde von der LWS ausstrahlend in beide Beine, rechts mehr als links. Verschlimmerung beim Husten und Niesen.

66   Instabilitäten

Befund. Adipöse, hypermobile Patientin mit Flachrücken, sehr schwacher Rückenstreckmuskulatur, ausgesprochen schwacher Bauchmuskulatur, reizloser Op.-Narbe. Erhebliche ligamentäre Reize, v. a. iliolumbal beidseitig, Linksseitsüberhang des Oberkörpers, segmental ISG-Blockierung rechts nach dorsal.

Neurologie. Lasègue-Zeichen links 40° positiv, rechts 60° positiv, Fußheber- und Großzehenheberschwäche links mit Hypästhesie und Hypalgesie L5 links, ASR beidseitig nicht auslösbar, PSR rechts schwächer als links, Hypalgesie S4 bis S5 rechts.

Diagnose. Therapieresistente Lumboischialgie beidseits bei Zustand nach BS-Op. L5/S1, ISG-Blockierung rechts nach dorsal.

Behandlung. Zunächst vorsichtige Chirotherapie der ISG-Blockierung nach krankengymnastischer Vorbereitung am 17.09.1984. Hiernach deutliche Besserung. Im Rahmen der KG schmerzfreie Lagerung, aus dieser heraus in Rücken- oder Seitlage vorsichtige Stabilisationsbehandlung. Zur Reizminderung im Wechsel Eis und Interferenzstrom. Hierdurch war zunächst eine deutliche Besserung durch 10 krankengymnastische Übungen zu erreichen.

Am 22.10.1984 war das Lasègue-Zeichen links bei 70°, rechts nicht mehr vorhanden, die neurologischen Ausfälle deutlich rückläufig, so daß die Patientin ab 25.10.1984 ihre Arbeit wieder aufnehmen konnte. Da sie als Lehrerin mit Korrekturfächern tätig war, mußte sie viel sitzen und kam am 29.11.1984 wiederum mit Linksseitsüberhang des Oberkörpers und erheblichem Reizzustand in meine Behandlung.

Klinisch fand sich eine ISG-Blockierung rechts nach ventral, der Lasègue-Zeichen war links bei 30°. Wiederum vorsichtige Manipulation mit KG und antiphlogistische Behandlung, wobei der Verlauf ausgesprochen schwankend war. In Folge der Hypermobilität und der muskulären Schwäche sowie der ungünstigen Bewegungsmuster kam es immer wieder zu Reizzuständen, die auch über die Weihnachtsfeiertage ausgesprochen schwierig zu beherrschen waren. Ein befriedigendes Ergebnis konnte konservativ nicht erreicht werden, daher stationäre Einweisung in eine Klinik für Neurochirurgie, zumal Anfang Januar 1985 Mißempfindungen der rechten Gesäßhälfte und an der Rückseite des rechten Oberschenkels auftraten. In der Klinik zeigte das CT einen Massenvorfall in Höhe L4/5, wobei in Größe und Dichte ein Tumor nicht auszuschließen war. Daher am 10.01.1985 Nukleotomie. Hierbei wurde ein freier, 7 cm langer und 2 cm breiter Sequester in Höhe der Wurzel S1 gefunden, der diese gegen den Knochen preßte. Postoperativ ergab sich eine deutliche Besserung, die Patientin ist seither beschwerdefrei.

Merke: Bei Massenvorfall, völliger Kompression der Wurzel, muskulärer Instabilität und Hypermobilität ist auch eine konservative Behandlung nicht erfolgreich. Ein vorher durchgeführter konservativer Versuch erbringt wegen der guten muskulären Vorbereitung und der eintrainierten Bewegungsmuster postoperativ erfreuliche Ergebnisse.

Instabilität nach Gravidität

Ein ähnlicher Fall ist Beispiel 27, das einer Lehrerin, die im Rahmen der Entbindung eine Symphysensprengung erlitt und infolge der Beckeninstabilität einen Bandscheibenvorfall in Höhe L4/5 entwickelte. Diese Entwicklungsgeschichte war durch die Zusammenhänge der LBH-Region und der Bewegungskette zu erklären.

Durch eine BS-Operation konnte eine wesentliche Besserung nicht erreicht werden. Vier Monate nach Op. kam die Patientin zu uns in Behandlung. Hier war v. a.

Dingen eine Stabilisation des Beckens und des Bereichs oberhalb der Op-Stelle notwendig. Die zugrundeliegende ISG-Blockierung wurde nach entsprechender Vorbereitung behandelt. Die Patientin war konsequent, führte ihr Programm regelmäßig durch und beachtete die Gebrauchsbewegungen. Hierdurch ließ sich auch bei länger bestehender Instabilität ein gutes Ergebnis erreichen.

FALL 27

Alter: 37 Jahre
Geschlecht: weiblich
Beruf: Lehrerin
Behandlungsbeginn: 11.04.1985,
Behandlungsende: 30.04.1985.

Anamnese. Im April 1984 bei Schwangerschaft Symphysensprengung, danach starke Hüftbeschwerden. Im Dezember 1984 BSV-Op. L4/5 wegen Ischialgien und Fußheberschwäche, hiernach keine Änderung des Vorzustands. Auch durch KG konnte keine Besserung erreicht werden. In der darauffolgenden Zeit trat eine zusätzliche Unsicherheit im Bereich des linken Unterschenkels mit Gefühllosigkeit auf.

Befund. Flachrücken, allgemeine Hypermobilität bei guter muskulärer Stabilisation, kein Ausweichphänomen, segmental ISG-Blockierung links nach dorsal, reizlose Op.-Narbe links paravertebral, Druckschmerz über Dornfortsatz LWK 5. Haltungsasymetrie, rechts belastendes Stehen, Fersenbelastung, Bücken war nicht möglich.

Neurologie. Lasègue-Zeichen links bei 70° positiv mit positivem Bragard-Zeichen, leichte Großzehenheberschwäche links, keine sensiblen Ausfälle, Reflexe seitengleich.

Diagnose. Therapieresistente Lumboischialgie links mit ISG-Blockierung links nach dorsal bei Zustand nach BSV-Op. vom Dezember 1984 und Symphysensprengung.

Therapie. Nach krankengymnastischer Vorbereitung am 16.04.1986 Manipulation der ISG-Blockierung, wobei die KG unter funktionellen Gesichtspunkten aus Rücken- und Seitlage, Behandlung im Schlingentisch zur Entlastung der LWS durchgeführt wurde. Mobilisation der oberhalb der Op.-Narbe liegenden Wirbelsäulensegmente in segmentaler Mobilisationstechnik.
Kräftigung der Beinmuskulatur rechts mehr als links.
Anfänglich konnte die Behandlung nur ohne Anwendung des Schlingentischs durchgeführt werden. Dabei bewährte sich zuerst die Stabilisation der unteren LWS aus der Rückenlage, während zur Mobilisation der darüberliegenden Wirbelsäule die Seitenlage günstiger war. Etwa ab der 5. Behandlung wurde der Übergang zur Becken-Bein-Aufhängung im Schlingengerät begonnen, was dann als Entlastung empfunden wurde. Die Patientin hatte nach 10 Behandlungen ein relativ gutes Körpergefühl und konnte ihre verspannte Muskulatur im lumbalen Bereich differenziert entspannen. Hiernach war die Patientin völlig beschwerdefrei.
Am 06.04.1987 Rezidiv mit hochakuter Ischialgie beidseits nach Verheben. ISG-Blockierung beidseitig rechts nach dorsal, links nach ventral. Lasègue-Zeichen beidseits bei 45°, ohne neurologische Ausfälle. Manipulation der ISG-Blockierung, nachfolgend KG, Kurzbehandlung in Wildbad, danach beschwerdefrei.
Am 16.07.1987 nach Beladen des Autos zum Urlaub akute ISG-Blockierung nach ventral, Patientin kam auf Fahrt zum Urlaub in Wildbad vorbei.

68   Instabilitäten

Nach Manipulation deutliche Besserung. Reizminderung durch Interferenzstrom. Patientin führt die erlernten Übungen regelmäßig durch, ist seither beschwerdefrei.

Kosten Erstbehandlung: DM 425,45,
Kosten Zweitbehandlung: DM 530,10.

Merke: Auch Beckeninstabilitäten nach Entbindungen können bereits vorher vorhandene BSV aktivieren und Ischialgien provozieren. Die Nukleotomie behandelt hierbei das Symptom.

Die häufig auftretenden Instabilitäten bereiten immer wieder Schwierigkeiten. Zur Wahl des richtigen Therapiekonzeptes ist es notwendig, operative Verfahren selbst zu kennen und durchgeführt zu haben. Andererseits muß der behandelnde Orthopäde klar erkennen können, wann die Grenzen der konservativen Therapie erreicht sind. Bei entsprechender Erfahrung können diese Grenzen weit gesteckt werden, wie Beispiel 28 zeigt.

Der Patient war infolge einer Blasen-Darm-Störung 1979 an einem Bandscheibenvorfall L4/5 operiert worden. Wegen der daraufhin entstandenen Instabilität in Höhe L4/5 in Verbindung mit einer Übergangsstörung LWK5 und Spondylolisthese um 1 cm war eine Spondylodese vorgeschlagen worden. Als selbständiger Zimmermann wäre er zumindest für 3 Monate völlig ausgefallen und fraglich noch in seinem Beruf einsatzfähig gewesen. Aus diesem Grunde wurde ein konservativer Behandlungsversuch gestartet, der zu einem befriedigenden Ergebnis führte.

FALL 28

Alter: 48 Jahre
Geschlecht: männlich
Beruf: Zimmermann
Behandlungsbeginn: 04.05.1982
Behandlungsende: 04.06.1982

Anamnese. Aufgrund der beruflichen Belastung als Zimmermann laufend Verhebetraumen in der LWS. Am 11.04.1979 akute Blasen- und Mastdarmstörung und sofortige BSV-Op. in einer neurochirurgischen Klinik mit Anschlußheilverfahren. Das anfänglich gute postoperative Ergebnis konnte während des Klinikaufenthaltes nicht gehalten werden. Es traten zuweilen die gleichen Beschwerden auf wie vor der Op. Eine erneute Op. im Sinne einer Spondylodese wurde erwogen.

Der Patient klagte über starke Schmerzen, ausstrahlend ins rechte Bein, mit Überempfindlichkeit des gesamten Fußes, besonders im Außenknöchelbereich, bei täglichen Bewegungen zunehmend Schmerzen im gesamten Rücken, besonders im LWS-Bereich.

Befund. Muskelkräftiger Mann mit Flachrücken, reizlose Op.-Narbe rechts paravertebral deutlicher Rechtsseitsüberhang des Oberkörpers mit Rechtsseitsausweichen. Verspannung der paravertebralen Muskulatur im gesamten LWS-Bereich. Die Seitneige war endgradig gemindert mit völliger Fixierung der unteren Lendenwirbelsäule, Voreige bis zu einem Fingerspitzen-Boden-Abstand von 10 cm mit guter Entrollung der LWS. Segmental Druckschmerz über Dornfortsatz LWK 5, keine Blockade. Erhebliche Instabilität L4/5.

Neurologie. Lasègue-Zeichen links endgradig positiv ohne positives Bragard-Zeichen, Hyposensibilität S 1 links, ASR links abgeschwächt.

Das Röntgenbild LWS in 2 Ebenen zeigte eine Übergangsstörung LWK 5 mit Spondylolisthese um 1 cm bei Bogendysplasie mit beginnender ventraler Durchbauung L 5/S 1, Instabilitätszeichen L 4/5.

In a.-p.-Aufsicht: Zustand nach Hemilaminektomie von LWK 5 links.

Diagnose. Akute Lumboischialgie links bei Blockierung L 5/S 1 nach BS-Op. L 5/S 1 mit Hemilaminektomie und Listhese LWK 5.

Therapie. Wir behandelten krankgymnastisch im Schlingengerät unter Berücksichtigung der Entlastung der LWS, durch Eisapplikation mit sowie Interferenzstrom lumbosakral, Haltungs- und Gangschulung, Hausaufgaben zur Selbstübung. Hiernach stellte der Patient eine Minderung der Schmerzen fest, die Minderbeweglichkeit war um ca. 50% noch nachweisbar. Im Anschluß an die Behandlungsserie war der Patient voll arbeitsfähig.

Am 02.12.1986 trat eine akute ISG-Blockierung rechts nach Verheben auf, kein Wurzelreiz, Neurologie ohne Befund, der Patient war bis dahin völlig beschwerdefrei. Nach Manipulation sofortige Besserung. Anschließend krankengymnastisch Stabilisation. Bei der letzten Wiedervorstellung am 07.11.1987 war der Patient völlig unauffällig, er kam lediglich wegen Ellbogenbeschwerden zur Kontrolle.

Kosten Erstbehandlung: DM 386,95,
Kosten Zweitbehandlung: DM 414,85.

Merke: Nicht jede im Röntgenbild sichtbare Instabilität ist operationswürdig. Eine konservative Stabilisierung gelingt nur bei Einsicht des Patienten und konsequenter Selbstübung.

Einer der schwierigsten Fälle in unserer Behandlung war der nächste Patient mit seiner sehr schwierigen Vorgeschichte, einschließlich Spondylodiszitis. Auch ohne äußere Stützmaßnahmen konnte eine ausreichende Stabilität erreicht werden. Nach Wiederherstellung der Bewegungskette und anschließendem vorsichtigen Auftrainieren, auch unter Berücksichtigung der chronischen Entzündung, war er stabil und schmerzfrei. Die Problematik der Behandlung wurde mit ihm ausgiebig besprochen, zumal er als Kollege einen guten Einblick in das Geschehen hatte. Die Therapie wurde zunächst als Versuch begonnen und führte bei guter Kooperation des Patienten zum Erfolg.

FALL 29

Alter: 61 Jahre
Geschlecht: männlich
Beruf: Arzt
Behandlungsbeginn: 12.04.1986
Behandlungsende: 30.05.1986

Anamnese. Im Mai 1984 hochakute Beschwerden, von der LWS ausstrahlend ins linke Bein, deutliche Verschlimmerung nach Gartenarbeit. Durchführung eines CT, wobei ein BSV L 3/4 und L 4/5 festgestellt und in einer neurochirurgischen Universitätsklinik operiert wurde. Zwei Tage danach Infektion mit Spondylodiszitis, stationäre Behandlung im Rahmen eines Anschlußheilverfahrens in einer Rehaklinik, keine wesentliche Besserung. Seit

Mitte Juli 1984 Schmerzen im lumbosakralen Bereich. Behandlung in neurochirurgischer Klinik stationär, 4 Monate Liegeschale, Antiphlogistika, Antibiotika. Im September 1984 Myelographie. Hierbei wurde ein Restsequester in Höhe L3/4 festgestellt, der im November 1984 Re-Op. mit Laminektomie LWK 4/5 entfernt wurde.

Seit März 1985 konnte der Patient leidlich seine Praxis führen mit Dauerschmerz und ständiger medikamentöser Behandlung.

Befund. Flachrücken, schwache Rückenstreckmuskulatur, tief eingezogene Op.-Narben, Beweglichkeit fast völlig aufgehoben, LWS wird aus der gesamten Bewegungskette ausgespart. Segmental ISG-Blockierung links nach dorsal, L1/2 links.

Neurologie. Lasègue-Zeichen links endgradig positiv mit positivem Bragard-Zeichen, Hyposensibilität S1 links, leichte Fußaußenrandheberschwäche links, PSR links nachweisbar.

Die mitgebrachten Röntgenbilder zeigten eine weitgehend knöcherne Konsolidierung im spondylodiszitischen Bereich.

Diagnose. Therapieresistente Lumboischialgie bei Zustand nach Nukleotomie L3/4/5 rechts, nachfolgender Spondylodiszitis, Zustand nach Reoperation, ISG-Blockierung links.

Behandlung. Trotz der schwierigen Vorgeschichte wegen der Akutsymptomatik nach Aufklärung des Patienten vorsichtige chirotherapeutische Behandlung mit anschließender KG. Hierbei im wesentlichen schmerzmindernde LWS-Aufhängung, aus dieser Stellung heraus vorsichtige stabilisierende Übungen. Hierdurch war eine deutliche Besserung zu erreichen.

Wegen des langen Verlaufes wurde eine 14tägige Badekur im August 1986 durchgeführt mit täglich 2mal KG-Behandlung einschließlich Gehschulung und Gebrauchsbewegungsschulung. Hierdurch war die Stabilität soweit zu erreichen, daß der Patient ohne Schmerzmittel seine Praxis führen kann.

Letzte Kontrolluntersuchung am 04.04.1987 ohne neurologischen Ausfälle, ohne Blockaden, subjektiv auch deutliche Besserung des Beschwerdebildes.

Kosten Erstbehandlung: DM 764,80,
Kosten Zweitbehandlung: DM 698,40.

Merke: Trotz massivster Instabilität und Entzündung kann eine ausreichende Stabilität ohne äußere Stützmaßnahmen erreicht werden.

Spondylolisthese

Häufig treten Beschwerden auch an versteiften Wirbelsäulen auf, sei es in den benachbarten Bereichen, sei es, daß durch die Operation keine ausreichende Stabilität erreicht wurde. Hierbei müssen unbedingt die Narbenverhältnisse mitberücksichtigt werden. Ohne Bereitschaft des Patienten ist kein Erfolg zu erzielen.

Als Beispiel hierzu ein Bäckergeselle, der nicht daran interessiert war, den Beruf zu wechseln. Der junge Mann hatte eine dorsolaterale Spondylodese bei einer Listhese L5/S1 durchführen lassen, die sicherlich auch aufgrund der vorliegenden Funktionsaufnahmen indiziert war. Trotz der Operation mit nachfolgender Ruhigstellung im Korsett war keine Besserung erreicht worden. Bei der Untersuchung war eine Blockierung des ISG nicht erkannt worden, die durch ihre Funktionsstörung den Rotationsmechanismus der Listhese provozierte. Auch nach der Operation war die Blockade weiter vorhanden und provozierte nun die Narben und den Nachbarbereich.

Auch in diesem Fall wurde wegen der Schwierigkeit der Behandlung eine Intensivtherapie in Wildbad im Rahmen einer Badekur durchgeführt, wobei die ISG-Blockierung durch Muskelenergietechniken ohne Manipulation gelöst werden konnte. Unmittelbar an die Kur konnte der Patient als Bäcker wieder arbeiten. Er führt sein Übungsprogramm regelmäßig durch.

FALL 30

Alter: 29 Jahre
Geschlecht: männlich
Beruf: Bäcker
Behandlungsbeginn: 16.07.1985
Behandlungsende: 13.12.1985

Anamnese. Seit 1983 starke Schmerzen der LWS. Trotz Ruhigstellung mit Rumpfgipsmieder und nachfolgender rumpfstabilisierender KG keine Besserung. Vorstellung in orthopädischer Universitätsklinik, wo sich eine Spondylolisthese LWK 5/S 1 mit deutlichen Instabilitätszeichen zeigte und durch Funktionsaufnahmen eine Ventralverschiebung bei Reklination nachgewiesen wurde. Daher am 14.01.1985 Versorgung mit einer dorsolateralen Spondylodese, anschließend Ruhigstellung im Stagnara-Korsett. Trotz aller Maßnahmen keine Besserung.

Befund. Flachrücken mit leichtem Linksseitsüberhang des Oberkörpers, segmental ISG-Blockierung links, reizlose Op.-Narbe querverlaufend über untere LWS. In Seitneige und bei Vorneige gute Fixation der unteren LWS.

Neurologie. Lasègue-Zeichen rechts bei 45° positiv ohne positives Bragard-Zeichen, keine sensiblen und motorischen Störungen; ASR rechts negativ.
Röntgen der LWS in 2 Ebenen: liegender Span an der Vorderkante LWK 5 in Verbindung LWK 4. Die Listhese ist weiterhin vorhanden, im Vergleich zur Aufnahme vor Operation unverändert weiter BS-Raum, beginnende ventrale Durchbauung von der Vorderkante S 1 her.

Diagnose. Therapieresistente Lumboischialgie rechts mit ISG-Blockierung links, operativ versorgte Spondylolisthese LWK 5/S 1, mit dorsolateraler Spondylodese.

Therapie. Wegen der röntgenologischen Zeichen einer noch nicht genügenden Durchbauung wurde auf die Manipulation verzichtet, statt dessen eine KG in Wildbad ambulant durchgeführt. Hierbei in Seit- und Rückenlage Mobilisation des ISG über die Ischiokruralmuskulatur unter gleichzeitiger Anwendung von Eisapplikationen und ggf. Interferenzstromapplikation. Wegen der Schwere des Falles wurde eine offene Badekur in der Zeit vom 11.11. bis 13.12.1985 mit 20mal Land-, 8mal Wasserbehandlung durchgeführt. Hierdurch konnte das Beschwerdebild des Patienten völlig beherrscht werden. Unmittelbar an die Kur konnte er in seinen Beruf als Bäcker wieder voll einsteigen.
Am 22.05.1986 trat eine akute ISG-Blockierung rechts auf, jedoch ohne Wurzelreizsymtomatik. Da die Spondylolisthese durchbaut war, konnte vorsichtig manipuliert werden. Eine erneute Manipulation war am 06.02.1987 erforderlich, als der Patient sich nach Verheben erneut eine ISG-Blockierung zugezogen hatte. Er führt seine Übungen regelmäßig durch und ist in seinem Beruf voll einsatzfähig und beschwerdefrei.

Behandlungskosten: DM 1052,90.

Merke: Vor operativen Maßnahmen bei Spondylolisthese ist eine exakte Analyse der Funktionsketten erforderlich. Jede Bewegungsstörung führt zur Überlastung der Listhese. Mit Versteifungsoperation ist hier kein Erfolg zu erreichen.

Kooperation mit Operateur

Nicht alle Instabilitäten lassen sich konservativ beherrschen, besonders bei lumbosakralen Übergangsstörungen. Insbesondere bei Keilwirbeln ist die Kooperation mit dem Operateur notwendig. Hier ist es wichtig, den Patienten nicht unnötig konservativ zu halten und zu beschäftigen, wenn durch operative Maßnahmen Linderung geschaffen werden kann.

Ein Beispiel hierzu ist eine Lehrerin, bei der im August 1982 eine Bandscheibenoperation L4/5 durchgeführt wurde. Bekannt war ein Keilwirbel LWK 4, wobei im Rahmen der BS-Operation der Bogen LWK 4 teilreseziert wurde. Es blieb eine Instabilität, zudem verschlimmert durch eine ISG-Blockierung links.

Nach entsprechender Vorbereitung wurde versucht, die Bewegungskette durch Manipulation wiederherzustellen. Hierdurch konnte jedoch nur eine leichte Beschwerdebesserung erreicht werden, da offensichtlich Instabilität die größeren Probleme bereitete. Daher stationäre Einweisung in eine orthopädische Klinik, wo eine dorsale Revision der Wurzel L5 und S1 durchgeführt wurde. Es folgte eine Keilresektion der beiden letzten freien Lendenwirbelkörper sowie eine dorsale Spondylodese zwischen LWK 4 und Kreuzbein. Infolge einer postoperativen Nachblutung mußten das retroperitoneale Gebiet revidiert und zugleich eine Spondylodese ventral durchgeführt werden. Hierdurch ist die Patientin nach entsprechender KG-Stabilisation in der Zwischenzeit völlig beschwerdefrei.

FALL 31

Alter: 37 Jahre
Geschlecht: weiblich
Beruf: Lehrerin
Behandlungsbeginn: 29.11.1982
Behandlungsende: 27.12.1982

Anamnese. Wegen therapieresistenter Ischialgien wurde im August 1982 eine BS-Operation L4/5 links durchgeführt, wodurch sich keine Besserung ergab. Die Patientin klagte weiterhin über starke Schmerzen, von der LWS ausstrahlend ins linke Bein. Keine Verschlimmerung beim Husten und Niesen. Bekannt war ein Keilwirbel LWK 4, wobei im Rahmen der BS-Operation der Bogen LWK 4 rechts teilreseziert wurde.

Befund. Flachrücken, reizlose Op.-Narbe, sehr schwache Rückenstreckmuskulatur, Becken links 2 cm tieferstehend. Kein Ausweichphänomen. Reizzustand über dem kleinen Wirbelgelenk LWK 4/5 links, LWK 3/4 rechts, Druckschmerz über dem Dornfortsatz LWK 4, ISG-Blockierung links nach dorsal.

Neurologie. Lasègue-Zeichen links bei 70° positiv mit positivem Bragard-Zeichen, Hyposensibilität der Wurzel L5 links, keine motorischen Störungen, Reflexe seitengleich.

Das Röntgenbild LWS in 2 Ebenen zeigte eine Teilresektion des Bogens LWK 4 rechts, eine schwere linkskonvexe Lumbalskoliose mit Winkel von 90° am Scheitelwirbel LWK 2.

Diagnose. Therapieresistente Lumboischialgie links bei schwerer Skoliose und Keilwirbelbildung LWK 4, Zustand nach BS-Operation L 4/5, mit Teilresektion des Bogens LWK 4 rechts, ISG-Blockierung links nach dorsal.

Therapie. Zunächst krankengymnastische Stabilisationsbehandlung im Schlingentisch mit Becken-Bein-Aufhängung und Seitaufhängung. Versuch der intersegmentalen Stabilisation, hierbei auffallender Reiz LWK 4/5, der mit Interferenzstrom und Eis behandelt wurde. Am 06.12.1982 nach entsprechender Vorbereitung vorsichtige Manipulation der ISG-Blockierung links. Im Rahmen der Krankengymnastik kam es zu einer Blockade des ISG rechts nach ventral, die am 16.12.1982 manipuliert wurde.

Trotz all dieser Maßnahmen war nur eine leichte Beschwerdebesserung zu erreichen. Da offensichtlich die Instabilität LWK 4 nach Bogenteilresektion die größten Probleme bereitete, erfolgte die Vorstellung in einer orthopädischen Klinik und im August 1983 nach entsprechender Vorbereitung die dorsale Revision der Wurzel L5 und S1 sowie die Keilresektion der beiden letzten freien Lendenwirbelkörper und die dorsale Spondylodese zwischen LWK 4 und Kreuzbein. Postoperativ kam es zur Nachblutung, worauf das Wundgebiet retroperitoneal revidiert wurde. Bei dieser Revision wurde auch auch ventrale Spondylodese durchgeführt.

Ischialgieforme Beschwerden, die etwa bis Ende 1983 anhalten, bedurften einer langfristigen medikamentösen antiphlogistischen Behandlung. Auf Empfehlung des Operateurs stellte sich die Patientin im Februar 1984 erneut vor, wobei eine intensive krankengymnastische Stabilisationsbehandlung unter neurophysiologischen Aspekten durchgeführt und die Patientin vom Stagnarakorsett befreit wurde.

Bei der letzten Kontrolluntersuchung am 15.04.1984 fand sich lediglich ein Reizzustand im Lig. ileolumbale links, keine Blockade, reizlose Op.-Narben.

Neurologie. Kein Wurzelreiz, weiter Hyposensibilität L5, keine motorischen Störungen.

Kosten Erstbehandlung: DM 1021,60,
Kosten Zweitbehandlung: DM 352,75.

Merke: Durch Teilresektion eines Bogens bei einem Keilwirbel wird eine Instabilität provoziert, die sich mit konservativen Mitteln nicht ausgleichen läßt. Erst die Kooperation zwischen Operateur und konservativ Tätigen erbrachte ein zufriedenstellendes Ergebnis.

REZIDIVE NACH BANDSCHEIBENOPERATION

Häufig wird die Frage diskutiert, ob chirotherapeutische Maßnahmen nach Bandscheibenoperation (BS-Op.) überhaupt sinnvoll sind. Im Prinzip werden hierdurch die vorhandenen Instabilitäten häufig vermehrt, zumal wenn die manuellen Techniken nicht optimal beherrscht werden. Hier gilt die Regel „keine Chirotherapie ohne anschließende Physiotherapie".

Nur der Chirotherapeut, der wirklich über Jahre an unproblematischen Fällen Erfahrung gesammelt hat, sollte sich daran wagen, in der Region einer Bs-Op. manuell einzugreifen. Nur so können unerfreuliche Ergebnisse mit ihren Rückwirkungen auf das Ansehen der manuellen Therapie verhindert werden.

Auch bei uns wurde lange gezögert, operierte Wirbelsäulen manuell zu therapieren. Bei einem entsprechend eingearbeiteten Team mit krankengymnastischer Vorbereitung konnte das Risiko jedoch minimiert werden.

Hierzu Beispiel 32, das eines Patienten, der vor 10 Jahren eine BS-Op. hatte und nach einem Verheben wieder akut über Beschwerden, ausstrahlend ins linke Bein, klagte. Es traten hochakut Wurzelreize auf, die durch eine gezielte Behandlung im Team innerhalb von 5 Tagen nach 20 Behandlungen beseitigt wurden. Damit konnte eine völlige Beschwerdefreiheit erreicht werden, dies auch unter Berücksichtigung der knöchernen Einengung des Foramen intervertebrale.

FALL 32

Alter: 52 Jahre
Geschlecht: männlich
Beruf: Angestellter
Behandlungsbeginn: 17.11.1983
Behandlungsende: 22.11.1983

Anamnese. 1973 BS-Op. L5/S1 links, jetzt seit 4–5 Tagen hochakute Beschwerden, von der LWS ausstrahlend ins linke Bein, nach Verheben.

Befund. Flachrücken bei schwacher Rückenstreckmuskulatur, reizlose Operationsnarbe, Linksseitsüberhang des Oberkörpers mit Ausweichphänomen. Druckempfindlichkeit paravertebral der LWS und beider Ileosakralgelenke, akute ISG-Blockierung links nach dorsal. Reizzustand über Trochanter major und M. piriformis beidseits; Schwäche des M. quadriceps femoris links und der Extensoren des linken Unterschenkels. Schmerzschonhaltung nach ventral links lateral.

Neurologie. Lasègue-Zeichen links bei 30° positiv mit positivem Bragard-Zeichen, keine sensiblen oder motorischen Ausfälle, ASR links abgeschwächt.

76   Rezidive nach Bandscheibenoperation

CT. Knöcherne Einengung des Foramen intervertebrale L5/S1 links, unauffällige Bandscheibenbereiche, keine Verwachsungen.

Diagnose. Hochakute Lumboischialgie links mit ISG-Blockierung, Zustand nach BS-Operation L5/S1 links.

Behandlung. Am 17.11.1983 wegen der akuten Symptomatik sofortige Manipulation, anschließend KG mit Eisanwendung, Entlastung im Schlingentisch der LWS, Elektrotherapie mit Interferenzstrom. Gangschule und Gebrauchsbewegungsschule, Einübung von Hausaufgaben.

Hierdurch konnte im Akutstudium erst nach vorheriger Eisanwendung eine Anbahnung der gewünschten Übungen einigermaßen durchgeführt werden. Die Entlastung im Schlingentisch in Becken-Bein-Aufhängung verhalf zur spontanen Schmerzlinderung und Entspannung der reaktiv verspannten Muskulatur. Nach der 8. Behandlung deutliche Besserung des ligamentären Reizes mit Möglichkeit der Verbesserung der WS-Stellung und Beweglichkeit. Nach der 20. Behandlung war der Patient wieder beschwerdefrei und in der Lage, selbst Auto zu fahren.

In der Folge kam es aufgrund der ungünstigen Haltung und der schwierigen Bewegungsmuster am 19.09.1984 zur erneuten Ischialgie mit ISG-Blockierung links. Nach Manipulation Besserung. Nach 10 Behandlungen völlige Beschwerdefreiheit.

Kosten Erstbehandlung: DM 720,95,
Kosten Zweitbehandlung: DM 458,35.

Merke: Auch nach BS-Op. ist eine funktionstüchtige Bewegungskette notwendig. Bei Störung treten Ischialgien infolge des „Glockenseileffektes" auf. Auch hier ist mit vorsichtigen Weichteiltechniken eine Chirotherapie möglich.

Besonders günstig ist die Prognose der konservativen Behandlung nach Bandscheiben-Op., wenn postoperativ ein beschwerdefreies Intervall vorlag. Dies zeigt, daß der Op.-Bereich ausreichend stabil ist und daher die Therapie relativ unproblematisch verlaufen kann, wie in Beispiel 33 zu sehen, bei dem eine Patientin ein Jahr nach der Bandscheiben-Op. nach wiederholtem Verheben akute Beschwerden bekam, hervorgerufen durch eine ISG-Blockierung. In diesem Falle war eine Chirotherapie nicht erforderlich, da aufgrund von aktiver Entspannung das Kreuzbein-Darmbein-Gelenk im Schlingentisch mobilisiert werden konnte.

FALL 33

Alter: 42 Jahre
Geschlecht: weiblich
Beruf: Hausfrau
Behandlungsbeginn: 27.07.1984
Behandlungsende: 09.12.1984

Anamnese. Im Februar 1983 BSV-Operation L3/4 rechts. Danach beschwerdefrei. Seit Februar 1984 ausstrahlende Schmerzen, von der LWS ausstrahlend ins rechte Bein; nach wiederholtem Verheben durch Schmerzmittel keine Besserung.

Befund. Flachrücken, reizlose Op.-Narbe, erhebliche Verspannung der paravertebralen Muskulatur, Linksseitsausweichen des Oberkörpers, segmental ISG-Blockierung rechts nach ventral. Auffallende Bewegungskoordinationsstörung.

Neurologie. Lasègue-Zeichen rechts endgradig positiv ohne positives Bragard-Zeichen; keine sensiblen oder motorischen Ausfälle; PSR links abgeschwächt.

Diagnose. Therapieresistente Lumboischialgie rechts bei Zustand nach Nukleotomie L 3/4 rechts, ISG-Blockierung rechts nach ventral.

Therapie. Wir behandelten zunächst entlastend im Schlingentisch mit anschließenden isometrischen Übungen bei gleichzeitiger Interferenzstromapplikation in Rückenlage, Seitaufhängung mit Eisanwendung. Nach Nachlassen des Reizes Übungen im Vierfüßlerstand und Sitzen, einschließlich Gangschule. Eine Manipulation der ISG-Blockierung war nicht erforderlich, da sich diese durch Mobilisation löste und nach der 5. Behandlung eine deutliche Besserung des Ausstrahlungsschmerzes zeigte. Nach 10 Behandlungen gute Koordinationsfähigkeit und normales Gangverhalten. Nach 18 Behandlungen völlige Beschwerdefreiheit auch bei normaler Alltagsbelastung. Hausaufgaben wurden zur Selbstübung mitgegeben. Diese Therapie wurde im Rahmen einer offenen Badekur durchgeführt mit zusätzlichen Thermalbädern bei 32° und Wassertreten.

Am 10.11.86 kam die Patientin wegen einer akuten ISG-Blockierung links in meine Behandlung, keine neurologischen Ausfälle, nach Manipulation sofortige Besserung. Die Patientin war seither völlig beschwerdefrei und voll als Hausfrau mit Gartenarbeit engagiert.

Behandlungskosten: DM 978,55.

Merke: Auch nach BS-Op. sind vorsichtige Manipulationen möglich.

Einfluß der Psyche

Die Zusammenhänge von Psyche und Wirbelsäule sind schon lange bekannt, weniger aber die Bedeutung psychosozialer Faktoren. Eine Untersuchung von Hamid Peseschkian zeigt hier erstaunliche Ergebnisse: 92% aller Patienten zeigten belastende Lebensereignisse im Sinne eines Aktualitätskonfliktes zu Beginn der Erkrankung, wobei 2/3 der Patienten Todesfälle zu verzeichnen hatten.

Die Patienten waren fast ausnahmslos (97%) zu stark leistungsbetont und legten auf ihr körperliches Wohlergehen großen Wert. Zwischenmenschliche Kontakte und die Auseinandersetzung mit religiösen und weltanschaulichen Fragen kamen zu kurz und wurden verdrängt... Auf 70% der Patienten hatte die Erkrankung einen erheblichen Leidensdruck ausgeübt, welcher sie in ihrem Wohlbefinden stark beeinträchtigte. Auch die lange Erkrankungsdauer, 71% hatten ihre Beschwerden länger als ein Jahr und 46% schon länger als 6 Jahre gehabt, beinträchtigte die Patienten und das soziale Umfeld erheblich... 68% gaben an, sich öfters zu verkrampfen und zum Ertragen der Duldung von Problemen und Belastungen zu neigen. 66% bezeichneten sich selbst als hart im Nehmen und 77% hatten in der letzten Zeit eine innere Anspannungssituation durchgemacht... Bei der Untersuchung der familären Situation (Grundkonflikt) gab die Hälfte der Patienten an, in ihrer Kindheit viel ertragen zu haben, früh selbständig und dadurch mehr auf sich selbst gestellt gewesen zu sein. Ein Drittel war nicht von beiden Elternteilen erzogen worden.

Die Erfahrungen des Autors können empirisch von uns bestätigt werden. Akute Lumboischialgien treten häufig in beruflichen und persönlichen Konfliktsituationen auf und sind deshalb auch somatisch schwer zu behandeln. Selbstverständlich muß der Patient vom Arzt und Therapeuten geführt werden, wobei vom somatischen Standpunkt her versucht wird, ihm zu zeigen, daß er mehr Möglichkeiten als Unmöglichkeiten hat. Er muß rasch erfahren, wie der Schmerz nachläßt und wie er wieder auf sich selbst bauen kann. Die eigenen Erfahrungen beim Patientengut sind natürlich schwer zu deuten, da der Autor über keine psychotherapeutische Grundausbildung verfügt und daher die Beurteilung eher als vage zu bezeichnen ist.

Dennoch möchte ich hier einige Beispiele nennen, zunächst Fall 34, den Fall einer jungen Frau, die seit längerer Zeit schon Beschwerden im Bereich der LWS hatte mit Ausstrahlung ins linke Bein. Sie war aus dem Norden Deutschlands ins Schwabenland gekommen und hier verheiratet, offensichtlich aber in ihrer Umgebung nicht glücklich. Es wurde zunächst konservativ versucht, das Beschwerdebild zu beherrschen, was nicht gelang. Daher stationäre Behandlung mit BS-Op. L5/S1, wobei sich kein gravierender Vorfall ergab. Auch durch diese Op. war eine wesentliche Besserung nicht zu erreichen. Die Patientin verhielt sich auch postoperativ uneinsichtig. Hintergrund der ganzen Symptomatik war eine Konfliktsituation in der Ehe. Nach der Scheidung ist die Lumbalsymptomatik nicht mehr vorhanden.

FALL 34

Alter: 25 Jahre
Geschlecht: weiblich
Beruf: Hausfrau
Behandlungsbeginn: 25.08.1981
Behandlungsende: 15.12.1981

Anamnese. Die Patientin klagte seit länger Zeit über Beschwerden in der LWS, ausstrahlend ins linke Bein. Keine zunehmenden Beschwerden beim Husten und Niesen.

Befund. Klinisch fand sich eine erheblich adipöse Patientin mit allgemeiner Hypermobilität, Linksseitsausweichen des Oberkörpers bei Hohlrundrücken. Diffuser Reizzustand der unteren LWS, keine Blockade.

Neurologie. Lasègue-Zeichen beidseits endgradig positiv, leichte Großzehenheberschwäche rechts nachweisbar, keine sensiblen Störungen, keine Reflexdifferenzen.

Diagnose. Therapieresistente Lumbalgie mit ischialgieformen Beschwerden beidseitig bei allgemeiner Hypermobilität und Instabilität der LWS.

Therapie. Krankengymnastische Stabilisation, zusätzlich Anwendungen mit Antiphlogistika und Muskelrelaxantien, um die Reizzustände aufzufangen. Zweimal mußten Infiltrationen des kleinen Wirbelgelenks in Höhe L4/5 rechts durchgeführt werden. Im Rahmen der Krankengymnastik war die Patientin schmerzfrei zu lagern, zeigte jedoch wenig Einsicht und war daher nicht kooperationsbereit. Trotzdem konnte ein erträglicher Zustand geschaffen werden.
Am 22.01.1983 trat eine akute ISG-Blockierung links auf, die vorsichtig manipuliert wurde mit anschließender antiphlogistischer Behandlung.
Am 20.01.1984 erneute ISG-Blockierung, nach deren Manipulation eine deutliche Besserung auftrat. Am 22.04.1984 wiederum Manipulation einer ISG-Blockierung, wodurch keine wesentliche Besserung auftrat. Es handelte sich im wesentlichen um einen Reiz ligamentärer Art ileolumbal beidseits, hervorgerufen auch durch die massive Adipositas mit Hängebauch.

Wegen der Schmerzhaftigkeit und der endgradigen Ischialgie ohne neurologische Ausfälle wurde eine stationäre Abklärung durchgeführt, wobei ein mediolinkslateraler BSV L5/S1 mäßigen Ausmaßes mit grenzwertig engem Spinalkanal und Instabilität festgestellt wurde. Die konservative Behandlung in der Klinik brachte auch keinen Erfolg. Nach 3 Wochen erfolgte die operative Revision mit Bogenausdünnung LWK 5. Entlassung nach 6 Wochen mit strengem Sitzverbot.

Am 01.08.1984 kam die Patientin erneut in meine Praxis wegen Ischialgie, sie war für 14 Tage liegend im Auto unterwegs gewesen zum Urlaub, war völlig uneinsichtig und rationalen Begründungen nicht aufgeschlossen. Es wurde zunächst eine vorsichtige stabilisierende KG 6mal begonnen, wodurch bis zum 27.09.1984 die akute Reizsymptomatik beherrscht werden konnte. Keine neurologischen Ausfälle.

Hintergrund der ganzen Probleme war eine Konfliktsituation der Ehe. In der Zwischenzeit ist die Patientin geschieden und beschwerdefrei.

Merke: Nicht alle im CT sichtbaren BSV sind Ursache der Beschwerden. Bei psychischen Spannungszuständen können Irritationen im Kapsel-Band-Apparat hervorgerufen werden, die durch Nukleotomie nicht zu beseitigen sind.

Ein ähnliches Beispiel für die Einwirkung der Psyche auf die LWS ist Fall 35. Ein Loslösungskonflikt von der Mutter wurde auf die Wirbelsäule projiziert. Hierbei war aber zusätzlich ein Bandscheibenvorfall L4/5 mit Fußheberschwäche vorhanden. Die Symptomatik hatte sich schon erheblich verfestigt, und der Konflikt wurde somatisch ausgetragen, wobei durch die akute Symptomatik die Bindung an die Mutter eher verstärkt wurde. Auch hier war die Kooperation mit dem Physiotherapeuten entscheidend, der über die Hintergründe berichtete, so daß zum gegebenen Zeitpunkt im Gespräch mit der Mutter auf den Konflikt hingewiesen werden konnte. Nach längerer Besprechung zeigten sich beide einsichtig und bereit, die äußeren Bedingungen zu korrigieren. Die Patientin zog von zu Hause aus, seitdem sind ihre Beschwerden deutlich gebessert. Eine Op. war nicht erforderlich.

FALL 35

Alter: 21 Jahre
Geschlecht: weiblich
Beruf: Lehrling
Behandlungsbeginn: 27.01.1986
Behandlungsende: 13.03.1986

Anamnese. Am 01.11.1985 traten erstmals LWS-Beschwerden auf, die am 08.11. ins rechte Bein ausstrahlten. Zunächst Behandlung bei einem auswärtigen Orthopäden, der einen BSV feststellte. Stationäre Behandlung in einer konservative Klinik. Trotz intensiver Maßnahmen trat keine Besserung auf. Die Patientin stellte sich mit der Frage der Behandlungsmöglichkeit bei uns vor.

Befund. Flachrücken bei schwacher Rückenstreckmuskulatur und allgemeiner Hypermobilität. Erhebliche Bewegungseinschränkung, Linksseitsüberhang des Oberkörpers mit Linksseitsausweichen, segmental akute ISG-Blockierung links und L4/5 rechts. Erheblicher Reizzustand im lumbosakralen Bereich, vor allen Dingen ligamentärer Art.

Neurologie. Lasègue-Zeichen bei 40° rechts positiv mit positivem Bragard-Zeichen, Hyposensibilität L5 rechts mit Fußheberschwäche, Reflexe seitengleich.

Diagnose. Therapieresistente Lumboischialgie rechts mit ISG-Blockierung links und BSV L4/5 rechts mit Fußheberschwäche.

Behandlung. Da die Fußheberparese bereits länger bestand, war durch sofortige Operation wahrscheinlich keine Remission zu erwarten; daher chirotherapeutische Behandlung der Blockade. Danach war ein Wurzelreiz nicht mehr vorhanden. Nachfolgend intensive KG, zunächst mit schmerzfreier Lagerung und Interferenzstromapplikationen. Hierdurch konnte das Beschwerdebild primär beherrscht werden. Die Fußheberparese war rasch rückläufig und innerhalb von 4 Wochen nicht mehr vorhanden. Die Patientin erlernte ein Übungsprogramm und wurde hinsichtlich ihrer Arbeitsplatzgestaltung beraten. Hierdurch war eine Beendigung der Lehre möglich und die Patientin voll einsatzfähig.

In der Folge kam es am 02.06.1986 erneut zur ISG-Blockade rechts ohne Wurzelreiz. Manipulation der ISG-Blockierung, hiernach Besserung. Am 25.08.1986 entstand eine erneute ISG-Blockierung, wiederum nach Manipulation sofortige Besserung. Keine neurologischen Ausfälle.

Am 20.11.1986 wieder Blockade, Behandlung mit Manipulation, anschließend Anlage eines Beckengurtes zur Fixation. Während dieser ganzen Phase traten diffuse Reizzustände lumbosakral ohne Wurzelreiz auf, die schwer zu beherrschen waren.

Auffallend war, daß die Patientin immer mit ihrer Mutter in der Praxis und auch beim Krankengymnasten erschien. Nach näherem Befragen, auch durch den Therapeuten, wurde die Loslösungsproblematik von der Mutter sehr rasch offensichtlich. Ein längeres Gespräch mit Mutter und Tochter führte zur Lösung des Problems. Die Tochter konnte ein eigenes Zimmer außerhalb des Elternhauses beziehen und ist seither, was den Rücken betrifft, beschwerdefrei.

Kosten Erstbehandlung: DM 1122,45,
Kosten Zweitbehandlung: DM 425,50.

Merke: Störungen der Bewegungskette werden durch psychische Spannung in Krisensituationen erheblich aktualisiert.

Schwieriger erscheint das Problem in Fall 36, dem einer Patientin, die wegen ihres behinderten Kindes in einen Erschöpfungszustand geriet und sich auf eine Op. fixiert hatte. Erschwerend kam in diesem Fall zum Bandscheibenvorfall noch eine Borellieninfektion hinzu, die einen diffusen Reiz im Bindegewebe bedingte. Glücklicherweise wurde hier von seiten der neurologischen Klinik das Problem frühzeitig erkannt und zu lösen versucht. Die Patientin war zwar der Psychotherapie gegenüber sehr zurückhaltend, eine Bandscheibenoperation konnte jedoch verhindert werden.

FALL 36

Alter: 30 Jahre
Geschlecht: weiblich
Beruf: Hauswirtschaftsmeisterin/Hausfrau
Behandlungsbeginn: 20.11.1984
Behandlungsende: 18.06.1985

Anamnese. Seit 1976 Rückenbeschwerden, die v. a. in einen Zusammenhang mit einem behinderten Kind zu bringen waren. Seit Mai 1984 erhebliche Verschlimmerung. Trotz aller konservativen Maßnahmen bisher keine Besserung. Die Rückenschmerzen waren ein Dauerzustand, sie zogen in beide Beine, manchmal ging es einen Tag ganz ordentlich, dann wieder tagelang schlecht.

Befund. Flachrücken, Becken links 0,5 cm tieferstehend, Linksseitsverbiegen der LWS, Gegenschwingung im BWS- und Schulterbereich; Rechtsseitsüberhang des Oberkörpers. Beweglichkeit in Seitneige frei, in Vorneige leichtes Linksseitsausweichen. Segmental ISG-Blockierung beidseitig mit typischer Schmerzausstrahlung.

Neurologie. Lasègue-Zeichen endgradig rechts positiv, keine sicheren motorischen Ausfälle, leichte Hyposensibilität L5, Reflexe seitengleich. Das *CT* vom 17.05.1985 zeigt eine leichte Protrusion bei L4/5, L5/S1 links und einen schmalen Vorfall im Segment L5/S1 mit mäßiger Raumforderung.

Diagnose. Therapieresistente Lumboischialgie rechts bei ISG-Blockierung beidseitig und Bandscheibenprotrusion L4/5, L5/S1, schmaler Vorfall L5/S1.

Behandlung. Zunächst KG zur Vorbereitung. Am 12.11.1984 vorsichtige Manipulation der ISG-Blockierung, erneut am 23.01.1985 und am 01.03.1985. Wegen der Beckeninstabilität wurde ein Beckengurt verordnet und auf die Dauer von 6 Wochen ständig getragen. Insgesamt 32mal KG mit dem Ziel der Stabilisation der Hüftabduktoren und der Reizminderung einschließlich Eisapplikationen und manuelle Behandlung zur Entlastung. Nach 32 krankengymnastischen Behandlungen Abschluß mit Selbstübungsprogramm.

Wegen eines Rezidivs stationäre Einweisung in neurologische Klinik mit stationärem Aufenthalt vom 16.07. bis 20.08.1985. In der Myleographie fand sich lediglich eine leichte Aufspreizung zwischen der Wurzel L5/S1 rechts mit fraglich angedeuteter Kompression S1 ohne sicheren pathologischen Befund.

Im Knochenszintigramm ergab sich kein Anhalt für Entzündung, im Nebenbefund wurde eine klinisch stumme Borrelieninfektion laborchemisch bestätigt, die mit Penicillin behandelt wurde. Die Lumboischialgie sprach so gut wie gar nicht auf die konservative Behandlung, bestehend aus KG, Massagen und Wärmebehandlung, an. Es konnte zwar eine Lockerung der Muskulatur erreicht werden. Die Patientin klagte dennoch über hartnäckige Schmerzzustände. Sie wollte um jeden Preis operiert werden.

Die Untersuchung ergab eine erhebliche häusliche Belastung durch das behinderte Kind der Patientin. Ein hierzu angeregtes Partnergespräch mit dem Ehemann wurde von der Patientin ausdrücklich nicht gewünscht. Es erfolgte daher eine vorsichtige Psychotherapie, in deren Abschlußgespräch sich die Patientin ambivalent gegenüber der von ihr gewünschten Op. zeigte. Sie konnte sich über die schwierige Situation durch die Behinderung des Kindes äußern und die Problematik darlegen. Gegen Ende der Behandlung war die Patientin bereit, sich in einer psychosomatischen Klinik therapieren zu lassen. Die Lumboischialgiesymptomatik war weitgehend abgeklungen.

Merke: Äußere Lebensumstände und Lebenskrisen verschlimmern die Symptomatik und führen häufig zu Therapieresistenz. Eine Nukleotomie verspricht hier keine Lösung des Problems.

Umgekehrt kann eine stabile psychische Verfassung auch in extremen Fällen eine Behandlungsmöglichkeit schaffen, wie Beispiel 37 ergibt. Die Patientin war allgemein hypermobil und muskulär dekompensiert, erheblich übergewichtig und klagte über hochakute Beschwerden. Nach Besprechung der Gesamtsitatuion erreichte sie es, innerhalb kurzer Zeit das Gewicht zu reduzieren und sich konsequent muskulär aufzutrainieren. In der Zwischenzeit hat sie noch eine Gallenoperation überstanden, die ein längeres Bettlager erforderlich machte. Auch diese längere Ruhesituation konnte sie voll kompensieren.

FALL 37

Alter: 30 Jahre
Geschlecht: weiblich
Beruf: Hausfrau
Behandlungsbeginn: 12.12.1985
Behandlungsende: 28.02.1986

Anamnese. Seit 04.12.1985 nach Verheben akute Schmerzen, von der LWS ausstrahlend ins rechte Bein. Nach 7 Tagen Bettruhe zunächst leichte Besserung. Beim Autofahren nach Bremsen wiederum akute Beschwerden.

Befund. Flachrücken mit massivem Linksseitsüberhang des Oberkörpers, Becken links 0,5 cm tieferstehend mit Linksseitsausweichen. Segmental ISG-Blockierung rechts nach ventral, Reizzustand im Bereich der Symphyse und der Abduktoren, allgemeine Hypermobilität und muskuläre Dekompensation.

Neurologie. Lasègue-Zeichen rechts bei 70° positiv mit positivem Bragard-Zeichen, Hyposensibilität L5 links, keine motorischen Störungen, Reflexe seitengleich.
 Das mitgebrachte *CT* vom 12.12.1985 zeigt einen BSV L4/5 dorsolateral rechts. Vom Kollegen war eine BSV-Operation empfohlen, von der Patientin jedoch abgelehnt worden.

Diagnose. Hochakute Lumboischialgie rechts bei BSV L4/5 und ISG-Blockierung rechts nach ventral.

Therapie. Manipulation der ISG-Blockierung am 12.12.1985 sowie L2/3 links am 13.01.1986. L2/3 links erneut am 17.02.1986.
 Ab 12.12. KG zunächst mit LWS-Aufhängung, steil und flach im Wechsel wegen der Reizzustände, Ultraschallbehandlung im Bereich des Lig. ileolumbale sowie des ISG. Im Anschluß 8 Behandlungen mit postisometrischer Entspannung im Bereich der ischiokruralen Muskulatur, des M. piriformis und der Abduktoren. Im Schlingentisch steile Becken-Bein- Aufhängung und Traktion. Hierbei war die Patientin relativ schmerzfrei und die Stabilisationsbehandlung im Anschluß muskulär möglich.
 Ab dem 20. Behandlungstag Teilbelastung in Seitaufhängung mit Dehnung des M. rectus femoris und der ischiokruralen Muskulatur sowie des M. piriformis. Vorsichtige Mobilisationstechniken für das ISG und L5/S1. Zu Hause Lagerung mit Rolle zwischen den Beinen in Seitlage, um Überlastung des ISG zu verhindern. Im Anschluß daran wegen des ligamentären Reizzustands immer wieder Ultraschallbehandlungen, postisometrische Entspannungstechniken, Haltungskorrektur, zunächst mit Entlastungen, dann gesteigert bis in die Teilbelastung. Von Anfang November bis Ende Dezember Stabilisation und Muskeltraining, unterstützt durch Eis und Ultraschall, an den Muskel angesetzt. Hierdurch konnte Beschwerdefreiheit erreicht werden.
 Am 12.09.1986 kam die Patientin erneut mit einer ISG-Blockierung rechts nach dorsal in Behandlung, hatte ein Lasègue-Zeichen von 70° mit positivem Bragard-Zeichen, keine sensiblen motorischen Ausfälle. Erneute Manipulation des ISG am 21.11. sowie am 11.12.1986. Wegen der Instabilität Verordnung eines Beckengurtes für 3 Wochen, danach beschwerdefrei.

Die Patientin hat in der Zwischenzeit ihr Gewicht drastisch reduziert (16 kg) und ist völlig beschwerdefrei. Sie betreibt Sport in Form von Tennis, Schwimmen und Laufen ohne Beschwerden.

Kosten Erstbehandlung: DM 1161,70,
Kosten Zweitbehandlung: DM 409,60.

Merke: Der Wille des Patienten ermöglicht auch die konservative Behandlung extrem schmerzhafter Fälle mit BSV.

Gerade diese Einsicht ist für den Erfolg notwendig. Das Übergewicht spielt bei der Belastung der Bandscheibe in der lumbosakralen Region eine entscheidende Rolle. Es muß als ausgleichbare prädiskotische Deformität gewertet werden. Durch Vermeidung der Vorderlastigkeit des Rumpfes bei Adipositas mit Hängebauch in Verbindung mit Muskelschwächen und schlechter Haltung kann die Überlastung vermieden werden. Gelingt dies nicht, kann versucht werden, den Zug auf die LWS durch eine Leibbinde zu kompensieren. Entscheidend ist es jedoch, den Patienten zur Gewichtsreduktion zu motivieren.

Die mangelnde Einsicht der Patienten läßt die Beschwerden chronisch werden, eine Op. bringt hier keine Lösung. Die Patientin in Fall 38 war nicht bereit, sein Gewicht zu reduzieren. Er wollte sich behandeln lassen und nichts dazu beitragen. Dies führte zur Bandscheiben-Op., wobei sich ein älterer Bandscheibenvorfall fand, der z.T. infolge der Überlastung mit Verknöcherungen einherging. Eine Beschwerdebesserung konnte nicht erreicht werden. Dennoch sieht er keinen Grund, sein Gewicht zu reduzieren.

FALL 38

Alter: 50 Jahre
Geschlecht: männlich
Beruf: Postbeamter
Behandlungsbeginn: 23.11.1981
Behandlungsende: 10.12.1981

Anamnese. Patient klagte seit Wochen über ziehende Schmerzen, von der LWS ausstrahlend ins rechte Bein. Keine Gefühlsstörung, keine Schwäche.

Befund. Stark übergewichtiger, unbeweglicher Patient mit ungünstigen Bewegungsmustern. Sehr schwache Bauchmuskulatur, verkürzte Rückenstreckmuskulatur, Rechtsseitsausweichen des Oberkörpers, bei Beckengeradstand, Druckschmerz über Dornfortsatz LWK 5, keine Blockade.

Neurologie. Lasègue-Zeichen endgradig rechts positiv mit positivem Bragard-Zeichen, keine sensiblen Störungen, keine sicheren motorischen Ausfälle, ASR rechts abgeschwächt.

Diagnose. Therapieresistente Lumboischialgie rechts bei BSV-Protrusion L5/S1.

Behandlung. KG in schmerzfreier Lagerung einschließlich Interferenzstromapplikation, Aufbau der Rumpfmuskulatur, Haltungs- und Gebrauchsbewegungsschulung. Wegen Irritation des kleinen Wirbelgelenks infolge Überlastung bei Adipositas Infiltration in Höhe L4/5 rechts am 07.12.1981. Hierdurch konnte das Beschwerdebild des Patienten aus der Akutphase geführt werden. Eine drastische Gewichtsreduzierung wurde jedoch angeraten sowie mehr körperliche Betätigung im Sinne von Spazierengehen und Schwimmen. Dies wurde jedoch vom Patienten nicht durchgeführt. In der Folgezeit kam er immer wieder mit Irritationen im Lendenbereich ohne Ischialgien.

Seit Februar 1984 Schmerzen im oberen Bereich der rechten Gesäßhälfte, die in Intensität schwankten und am schlimmsten beim Sitzen auftraten. Teilweise Pelzigkeit im rechten Bein, daher stationäre Abklärung in neurologischer Klinik. In der Myelographie wurde ein lateraler Prolaps in Höhe L5/S1 nach rechts, mit Verkürzung der Wurzel L5 rechts festgestellt. Im CT BS-Protrusion L5/S1, Hypertrophie der Gelenkfortsätze mit Einengung der Foramina intervertebralia, dorsaler Osteophyt in der Wirbelkörperhinterkante S1 mit Einengung des rechten Recessus lateralis. Im Bild ist eine leichte Retrolisthese L5/S1 mit Instabilität sichtbar. Eine eindeutige Op.-Indikation wurde nicht abgeleitet, dem Patienten jedoch dringend die Gewichtsreduzierung nahegelegt.

Um dies schneller zu erreichen, wurde ein Anschlußheilverfahren eingeleitet, wobei sich hier keine wesentliche Reduktion ergab. Es fand sich nach 5 Wochen Behandlung weiterhin ein stark eingeschränktes Gehvermögen. Das Lasègue-Zeichen rechts wurde bei 20° angegeben.

Wegen der Therapieresistenz erneute stationäre Aufnahme in neurologischer Klinik. Hier fand sich nach der Anschlußheilbehandlung zusätzlich ein Wurzelkompressionssyndrom S1 rechts, jedoch ohne Paresen. Wegen des starken Beschwerdebildes wurde am 25.05.1984 die Nukleotomie L5/S1 rechts vorgenommen, wobei sich ein älterer BSV fand, der z..T. mit Verknöcherungen einherging. Auch nach der Nukleotomie keine wesentliche Besserung des Beschwerdebildes. Eine Gewichtsreduktion hat in der Zwischenzeit nicht stattgefunden. Der Patient klagt weiterhin über ziehende Schmerzen im rechten Bein, möglicherweise im Sinne von Narbenbeschwerden.

Merke: Physikalische Maßnahmen allein können kein Muskelungleichgewicht ausgleichen. Massive Adipositas überlastet die LWS, auch bei starken Schmerzen ist die drastische Gewichtsreduktion einer Nukleotomie vorzuziehen.

Eindeutig nachgewiesene Bandscheibenvorfälle mit neurologischen Symtomen brauchen nicht sofort operiert zu werden. Ein konservativer Behandlungsversuch lohnt sich, es sei denn, es liegen Kaudasymptome vor. Ziel der Behandlung muß es sein, die Bewegungskette wiederherzustellen und eine Schmerzfreiheit zu erreichen.

An Beispiel 39 wird das sehr deutlich sichtbar. Der Patient kam aus einer neurochirurgischen Klinik, in der am nächsten Tag die Operation vorgesehen war, mit Fußheberschwäche und konnte innerhalb von 10 Tagen durch Wiederherstellung der Bewegungskette zur völligen Beschwerdefreiheit gebracht werden. Auch bei solchen Fällen mit Lähmungen lohnt sich der Versuch, da durch die Rotation des Sakrums die Kompression der Nervenwurzel durch den Bandscheibenvorfall beseitigt wird.

FALL 39

Alter: 43 Jahre
Geschlecht: männlich
Beruf: Hochschullehrer
Behandlungsbeginn: 10.09.1984
Behandlungsende: 21.09.1984

Anamnese. Seit 14 Tagen hochakute Beschwerden, von der LWS ausstrahlend ins rechte Bein, ohne äußere Anlässe. Stationäre Behandlung in einer Klinik für Neurochirurgie, dort unbedingt Op. geraten wegen BSV L4/5 rechts.

Klinisch findet sich ein Flachrücken, Becken links 1 cm tieferstehend, Rechtsseitsausweichen des Oberkörpers segmental, ISG-Blockierung beidseits, links nach dorsal, rechts nach ventral, kein Druckschmerz über Dornfortsätzen, deutliche Weichteilveränderung im Wurzelbereich L5 und S1, die Bewegungen in der LBH-Region sind deutlich schmerzhaft eingeschränkt.

Neurologie. Lasègue-Zeichen bei 70° positiv mit positivem Bragard-Zeichen, Hyposensibilität L5 mit Fußheberschwäche rechts, Reflexe seitengleich.

Im *CT* findet sich ein Massenprolaps L4/5 rechts.

Diagnose. Akute Lumboischialgie rechts bei ISG-Blockierung beidseits und BSV L4/5 rechts.

Therapie. Therapeutisch wurde am 12.09.1984 die ISG-Blockierung beidseits nach entsprechender krankengymnastischer Vorbereitung manipuliert, am 14.09.1984 in Höhe L4/5 rechts trotz des vorhandenen BSV.

Krankengymnastisch wurden 2 Behandlungen pro Tag angesetzt und zunächst als Versuch mit der Wasserbehandlung begonnen, die jedoch wegen der Unverträglichkeit abgesetzt werden mußte. Anfangs die Entlastung im Schlingentisch aus der Rückenlage, in den sog. Beckenaufhängungen konnten vorsichtige Traktionen, Mobilisationen und Stabilisationen durchgeführt werden. Zwischen den Behandlungsterminen mußte der Patient leichte Spaziergänge im ebenen Gelände durchführen und bekam ein Selbstübungsprogramm gezeigt. Er sollte so wenig wie möglich sitzen. Nach Nachlassen des Reizes am 2. Tag spezifische segmentale Mobilisation und Stabilisation im Schlingentisch in Seitlage.

Täglich ärztliche Kontrolluntersuchungen und erhebliche Steigerung des krankengymnastischen Übungsprogramms; je nach Verträglichkeit Übungen auf der Matte, zusätzlich im Schlingentisch. Schließlich konnten zum Stabilitätsprogramm auch Dehnungstechniken für Iliopsoas, die ischiokrurale Gruppe, den Rectus femoris, für die Adduktoren und den M. piriformis hinzugenommen werden. Die volle Belastung der gesamten WS wurde trainiert. Das richtige Verhalten im Alltag konnte schmerzfrei geübt werden (Heben, Bücken, Tragen). Bei der Abschlußuntersuchung am 21.09.1984 war der Patient fast schmerzfrei, die peripheren Irritationen waren nicht mehr vorhanden, keine Lähmungen mehr nachweisbar. Die ursprünglich angesetzte Operation konnte abgesetzt werden. Mit dem Patienten besteht weiterhin Kontakt, da er immer wieder Mitarbeiter mit ähnlichen Problemen zu uns schickt.

Kosten insgesamt: DM 812,25.

Merke: Auch bei eindeutigen BSV mit Lähmungen sollte erst ein konservativer Versuch gestartet werden, sofern keine Kaudasymptomatik vorliegt.

Behandlung hochakuter Reizzustände

Auch länger bestehende Reize können beherrscht werden. Hierbei ist jedoch eine primäre Behandlung nicht möglich. Der Patient muß erst zur Entspannung gebracht werden, am sinnvollsten in Form einer schmerzfreien Lagerung, möglicherweise auch einer Schlaftherapie. Hier muß unterstützend auch medikamentös eingegriffen werden. Die Patienten haben oft über Tage akute Schmerzen mit Schlafentzug, so daß vor der Aktivbehandlung eine Relaxierung erforderlich wird.

FALL 40

Alter: 41 Jahre
Geschlecht: männlich
Beruf: Vertreter
Behandlungsbeginn: 01.02.1982
Behandlungsende: 29.03.1982

Anamnese. Beim Aussteigen aus dem Auto 10 Tagen zuvor akute Schmerzen, von der LWS ausstrahlend ins rechte Bein. Zunächst Vorbehandlung beim Hausarzt mit Antiphlogistika und Mikrowellen. Hierdurch jedoch keine Besserung.

Befund. Flachrücken mit schmerzhafter Bewegungseinschränkung und Linksseitsüberhang um die Hälfte. Segmental akute ISG-Blockierung rechts nach ventral.

Neurologie. Lasègue-Zeichen rechts bei 30° positiv mit positivem Bragard-Zeichen, Hyposensibilität L5 rechts, leichte Großzehenheberschwäche, Reflexe seitengleich.

Diagnose. Hochakute Lumboischialgie rechts mit L5-Symptomatik bei Verdacht auf BSV L4/5 rechts, ISG-Blockierung rechts nach ventral.

Trotz der akuten Symptomatik vorsichtige Manipulation der ISG-Blockierung am 01.02.1982, anschließend sofortige KG, die wegen des Reizes lediglich in einer Becken-Bein-Aufhängung erfolgen konnte. Wegen des muskulären Ungleichgewichtes mußte am 03.02.1982 erneut manipuliert werden, wobei ein Besuch beim Krankengymnasten in der Praxis notwendig war, da der Patient sich nicht mehr rühren konnte. Der Versuch, nach der Behandlung aufzustehen, scheiterte an einem Kreislaufkollaps (der Patient hatte die vom Hausarzt verordneten Valium-10-Tabletten 3mal genommen). Zunächst Lagerung im Schlingentisch in schmerzfreier Stellung. Hiernach deutliche Besserung der Symptomatik. Weiterhin kurzfristige medikamentöse Behandlung mit Antiphlogistika. Am 08.02.1982 wegen der persistierenden Ischialgie nach entsprechender KG-Vorbereitung vorsichtige Manipulation der Blockierung L4/5 rechts sowie am 10.02.1982 erneut am ISG rechts. Hiernach schlagartige Besserung des Beschwerdebildes, Weglassen der Antiphlogistika. Am 19.02.1982 war das Lasègue-Zeichen nur noch endgradig vorhanden. Keine Fußheberschwäche, nur noch geringe Sensibilitätsstörungen.

Krankengymnastisch zunehmende Belastung mit Dehnung, v.a. der Ischiokrualmuskulatur und des M. quadratus lumborum. Dazu zusätzlich unterstützend Interferenzstromapplikation zur Reizminderung. Anfang März Übergang zu Übungen auf der Matte mit Selbstübungsprogramm und Bewegungsschulung. Gegen Ende der Behandlung war der Patient völlig beschwerdefrei. Keine neurologischen Ausfälle.

Am 05.06.1984 trat nach Verheben eine akute ISG-Blockierung links ohne Wurzelreiz auf. Der Patient kommt sofort in die Praxis, keine neurolischen Ausfälle. Nach Manipulation sofortige Besserung. Der Patient führt sein Übungsprogramm regelmäßig durch.

Am 20.02.1987 nach Verheben aus dem Auto akute ISG-Blockierung links nach ventral, nach Manipulation sofortige Besserung.

Behandlungskosten: DM 1631,35.

Merke: Bei länger bestehendem Reiz bis zur körperlichen Dekompensation ist Chirotherapie und Physiotherapie primär wenig erfolgreich. Erst schmerzfreie Lagerung und völlige Entspannung (evtl. Tiefschlaf) ermöglichen wieder eine Behandlung.

Diese hochakuten Symptome treten sehr häufig bei Selbständigen auf, die durch medikamentöse Behandlung und Selbstbeherrschung so lange warten, bis der Reiz massiv ist und sie dekompensieren. Hierbei ist die sofortige Entfernung vom Arbeitsplatz ratsam, da nur so die nötige Entspannung erreicht werden kann.

In Fall 41 war die Reizung so stark, daß eine stationäre Einweisung erfolgte. Hierbei wurde ein nur leichtes Wurzelkompressionssyndrom S1 links bei hochakutem Reizzustand von Kapseln und Muskeln festgestellt. Nach entsprechender relaxierender Therapie konnte das Beschwerdebild beherrscht werden.

FALL 41

Alter: 44 Jahre
Geschlecht: männlich
Beruf: Kaufmann
Behandlungsbeginn: 08.08.1985
Behandlungsende: 13.08.1985

Anamnese. Seit 02.08.1985 traten nach einer falschen Rumpfbeuge akute Beschwerden, von der LWS ausstrahlend ins linke Bein auf, die bereits auch früher schon einmal vorhanden waren. Der Patient kam am 08.08.1985 hochakut gereizt und liegend in meine Praxis.

Befund. Flexionsstellung des Oberkörpers mit massivem Linksseitsüberhang und fast Bewegungsunfähigkeit. Segmental akute Blockierung L2/3 links, auffallende Atrophie der Glutäalmuskulatur links.

Neurologie. Lasègue-Zeichen negativ, sensibel und motorisch ohne Befund, ASR links negativ, Atrophie der Glutäalmuskulatur links.

Diagnose. Hochakute Lumboischialgie links bei BSV L5/S1 linkslateral.

Therapie. Zunächst vorsichtige Manipulation der Blockierung L2/3 links, hierdurch kurzfristige Besserung. Der Patient arbeitete jedoch weiter sitzend, hierdurch kommt es zu einem hochakuten Reizzustand der gesamten LWS ohne Wurzelreizsymptomatik. Im Rahmen der KG war zunächst nach Eisapplikation eine schmerzfreie Lagerung im Schlingentisch durchführbar. Der Patient schlief in der ersten Sitzung vor Erschöpfung ein und hatte danach fast keine Beschwerden. In den 4 nachfolgenden Behandlungen war es sehr schwierig, den Patienten zu lagern und entlastende Traktionen zur Schmerzfreiheit durchzuführen. Übungen im Sinne der Isometrie waren undenkbar. Wegen des Reizzustandes wurde eine stationäre Einweisung durchgeführt. Hierbei wurde ein leichtes Wurzelkompressionssyndrom S1 links mit linkslateralem BSV L5/S1 festgestellt.

Zur weiteren Abklärung wurde eine Myelographie empfohlen, die vom Patienten jedoch ebenso wie eine Operation abgelehnt wurde. Es erfolgte daher die konservative Behandlung mit Fango, vorsichtiger stabilisierender KG, Stangerbäder und Unterwassermassage während des stationären Aufenthaltes. Hierdurch bildeten sich die Beschwerden zurück. Der Patient ist seither beschwerdefrei.

Behandlungskosten ambulant: DM 265,75,
Behandlungskosten stationär: DM 4550.

Merke: Selbständige kommen häufig erst, wenn der Reiz so massiv ist, daß sie dekompensieren. Eine Therapie zu Hause ist fast unmöglich, es hilft nur der Entzug der Arbeit.

Alte Nervenschädigung

Interessanterweise können auch alte Paresen bei Bandscheibenvorfällen nach Monaten gebessert werden, wenn die Bewegungskette wiederhergestellt wird. Offensichtlich kommt es nicht zur vollen Kompression der Nervenwurzel, sondern nur zur teilweisen, wodurch über Kollaterale die Funktion der Nerven einigermaßen übernommen werden kann. Hierbei ist wahrscheinlich die Erregung reversibel blockiert bei Erhaltung der Kontinuität des Nervs und der Axone (Neurapraxie).

Beispiel 42 zeigt, daß selbst nach 5 Monaten eine Fußheberschwäche ausgeglichen werden kann. Eine Prognose hinsichtlich der Renervierung kann jedoch am Beginn der Behandlung nicht gestellt werden. Auch in diesem Falle war es notwendig, den Patienten aus seinem Betrieb herauszuholen und ihn konsequent im Sinne eines Trainingslagers zu behandeln:

FALL 42

Alter: 44 Jahre
Geschlecht: männlich
Beruf: Speditionskaufmann
Behandlungsbeginn: 18.04.1986
Behandlungsende: 23.05.1986

Anamnese. Seit mehr als 20 Jahren klagte der Patient über Kreuzschmerzen. Im Jahre 1979 war erstmals eine Lähmung des linken Beins mit Fußheberschwäche aufgetreten. Damals wurde zu einer Op. geraten, nach konservativer Therapie mit KG trat jedoch eine Besserung auf. Im November 1985 akute Beschwerden, von der LWS ausstrahlend ins linke Bein, mit Pelzigkeit an der Fußaußenseite. Im CT wurde ein BSV festgestellt. Der Neurochirurg riet dringend zu einer Nukleotomie. Nach intravenösen Injektionen und Antiphlogistika trat eine leichte Besserung auf.

Befund. Flachrücken bei gut ausgeprägter Streckmuskulatur ohne Ausweichphänomen, segmental ISG-Blockierung links nach dorsal, nur endgradige Bewegungseinschränkungen.

Neurologie. Lasègue-Zeichen links bei 70° positiv mit positivem Bragard-Zeichen, Hyposensibilität L5 mit Fußheberschwäche links, Reflexe seitengleich.

Das *CT* zeigt einen BSV L4/5 dorsolateral links.

Diagnose. Therapieresistente Lumboischialgie bei BSV L4/5 links mit ISG-Blockierung links nach dorsal.

Therapie. Am 12.05.1986 wurde nach krankengymnastischer Vorbereitung chirotherapeutisch die Beckenblockade manipuliert. Die KG erfolgte zunächst im Schlingentisch in Sitz- und Armaufhängung. Hierbei Segmentmobilisation nach Klein-Vogelbach, mobilisierende Massagen und Übungen nach FBL und u. a. hubarme Mobilisation im Sitzen. Krankengymnastik im Schlingentisch, in Becken-Bein-Aufhängung zur Stabilisation der LWS und des ISG. Die ersten 6 Behandlungen wurden vorwiegend unter dem Aspekt der Schmerzminderung durchgeführt, im Anschluß daran stabilisierende Übungen bis zur Selbstübung. Hiernach war der Patient beschwerdefrei, es war kein Wurzelreiz mehr vorhanden, auch die angedeutete Großzehenheberschwäche links war nicht mehr nachweisbar. Deutliche Besserung war eingetreten.

Am 04.07.1986 nach ungünstigem Aussteigen aus dem Auto ISG-Blockierung links ohne neurologische Ausfälle, nach Manipulation sofortige Besserung.

Wegen der starken Inanspruchnahme des Patienten wurde eine Intensivtherapie in Wildbad geraten und in der Zeit vom 23.11. bis 11.12.1987 durchgeführt. Hiernach war der Patient so begeistert, daß er im nächsten Jahr erneut die Intensivbehandlung durchführen wird.

Kosten Erstbehandlung: DM 383,45,
Kosten Zweitbehandlung: DM 1237,50.

Merke: Auch längere bestehende Paresen im Rahmen von BSV können noch nach Monaten gebessert werden, wenn die Bewegungskette wiederhergestellt wird.

Oft müssen Patienten mit ihrem Beschwerdebild große Umwege machen. Zu häufig wird die Indikation zur Bandscheiben-Op. nach dem Röntgenbild gestellt, und zu wenig wird der Patient angefaßt, um seine Funktionsmöglichkeiten zu prüfen. In Beispiel 43 wurde ein Feuerwehrmann wegen einer Ischialgie sofort operiert, ohne die Ursache zu beseitigen. Der Patient klagte weiterhin über ziehende Schmerzen in die Leiste und ins Bein und wurde deshalb medikamentös therapiert.

Dabei kam es zu einem Spritzenabzeß bei weiterbestehenden Beschwerden. Trotz der insgesamt 230 Injektionen paravertebral war eine Besserung nicht zu erreichen.

Vom Neurochirurgen wurde daher eine urologische Erkrankung vermutet. Glücklicherweise geriet der Patient in die Hände eines Urologen, der selbst Erfahrung mit unserer Behandlungsmethode hatte und ihn deshalb sofort an uns überwies. Zugrunde lag beim Patienten eine ISG-Blockierung links, die mit Chirotherapie und Krankengymnastik behandelt wurde. Hierdurch wurde der Berufsfeuerwehrmann rehabilitiert und ist voll einsatzfähig.

FALL 43

Alter: 45 Jahre
Geschlecht: männlich
Beruf: Feuerwehrmann
Behandlungsbeginn: 17.04.1985
Behandlungsende: 17.05.1985

Anamnese. Der Patient klagte über ziehende Schmerzen von der Lendenwirbelsäule ausstrahlend in die linke Leiste. Er war deshalb bereits am 19.10.1984 an einen BSV L5/S1 links von einem Neurochirurgen operiert worden. Im Rahmen der postoperativen Behandlung kam es zu einem Spritzenabzeß, der operativ versorgt werden mußte. 4 Wochen nach dem Eingriff traten die Schmerzen wieder auf. Insgesamt wurden anschließend 230 paravertebrale Injektionen verabreicht. Erst die Vorstellung beim Urologen, der aus eigener Erfahrung die funktionellen Zusammenhänge kannte, führte zur Einleitung einer krankengymnastischen und manuellen Behandlung.

Befund. Brustkyphose betont, Lendenlordose im Normbereich, Linksseitsüberhang des Oberkörpers um 1/3. Becken links 0,5 cm tiefer. Reizlose Op.-Narbe.

Manueller Befund. Akute ISG-Blockierung links nach dorsal, interspinaler Reiz L3/4.

Neurologie. Lasègue-Zeichen bei 45° positiv mit positivem Bragard-Zeichen. Fußheber links abgeschwächt (aktiv anspringend, gegen Widerstand nicht anspringend), sensibel keine Ausfälle, ASR links negativ.

Die mitgebrachten CT-Bilder zeigten einen BSV L4/5 links, die Myelographie bestätigte diesen Befund.

Diagnose. Therapieresistente Lumboischialgie links bei ISG-Blockierung und Zustand nach BSV-Operation L5/S1 vom 19.10.1984, BSV-Rezidiv in Höhe L4/5 links.

Therapie. Zunächst KG-Behandlung als Vorbereitung. Nach 5 Tagen Chirotherapie des ISG-Gelenks, hiernach sofort Veränderung der Statik, der Schmerz in der Leiste war bei Dehnung der Muskulatur noch vorhanden. Nach einer Dehnung der Lumbalregion in Seitlage deutliche Besserung. Es folgten Becken-Bein-Aufhängung, Eisabreibungen, Bindegewebsmassagen, Elektrotherapie mit Interferenzstrom 90–100 Hz.

Nach 8 Behandlungen erneute Blockade des ISG links bei subjektiver geringfügiger Verschlechterung des Zustands. Nach 13./14. Behandlung wieder völliger Normalzustand, der Patient kann bereits 2 km Gehen (vor der Behandlung 1–2 min).

Letzte Untersuchung am 20.03.1986, hierbei kein Reiz mehr nachweisbar.

Eine erneute kurze Vorstellung fand am 10.07.1986 statt, weil der Patient sich verhoben hatte. Dabei war eine ISG-Blockierung rechts nach dorsal aufgetreten, die vorsichtig manipuliert wurde. Eine kurze Aufhängung beim Krankengymnasten mit Interferenzstrombehandlung brachte völlige Beschwerdefreiheit. Der Patient ist in seinem Beruf als Feuerwehrmann wieder voll belastbar. Arbeitsbeginn am 01.06.1985.

Behandlungskosten: DM 642,15.

Merke: Die Eigenerfahrung eines fachfremden Kollegen mit funktioneller Therapie ermöglichte hier Diagnose und Therapie.

Bandscheibenschaden und Gefäßerkrankung

Häufig führen Symptome des Kreuzbein-Darmbein-Gelenks auch zum Verdacht einer Gefäßerkrankung, zumal infolge der verkürzten Muskulatur v.a. ischiokrural, aber auch in der Wade (Kennmuskulatur!) das Gehen beschwerlich und schmerzhaft wird. In Beispiel 44 klagte ein Patient über ständige Schmerzen beim Gehen und wurde zunächst wegen einer Gefäßerkrankung behandelt.

Schließlich stellte man in einer orthopädischen Klinik einen Bandscheibenvorfall fest, wegen der Kreislaufrisiken wurde jedoch nicht zur Op. geraten. Zu Beginn konnte der Patient nur 100 m ohne Schmerzen gehen, bereits nach 3 Wochen Behandlung steigerte sich die Strecke auf 1,5 km. Erschwerend bei der Differentialdiagnose Gefäßerkrankung ist auch die vegetative Beteiligung bei Blockierungen. Hierbei kommt es zur Gefäßkonstriktion, v.a. im arteriellen Bereich, so daß durchaus bei primären, gerade noch suffizienten Durchblutungsstörungen durch Blockaden eine erhebliche Verschlechterung der Situation erreicht wird. Inwieweit dies in diesem Fall vorhanden war, kann nicht überprüft werden.

FALL 44

Alter: 61 Jahre
Geschlecht: männlich
Beruf: Rentner
Behandlungsbeginn: 13.11.1986
Behandlungsende: 28.01.1987

Anamnese. Seit 3½ Jahren ständige Schmerzen beim Gehen, von der LWS ausstrahlend ins linke Bein, mit besonderer Bevorzugung der Oberschenkelinnenseite. Eine Gefäßerkrankung konnte ausgeschlossen werden. In einer orthopädischen Klinik wurde ein BSV L4/5 links festgestellt, vom Neurochirurgen jedoch nicht zur Op. geraten, da der Patient eine labile Hypertonie hatte und die Op. zu risikoreich war.

Befund. Adipöser Patient mit Flachrücken, horizontaler Bücktyp mit durchgestreckten Beinen, Linksseitsüberhang des Oberkörpers mit Linksseitsausweichen, erheblicher Reiz lumbosakral, segmental ISG-Blockierung links nach dorsal.

Neurologie. Lasègue-Zeichen links bei 70° mit positivem Bragard-Zeichen, Hyposensibilität L5 mit leichter Großzehenheberschwäche links, Reflexe seitengleich.

CT. BSV L4/5 dorsolateral links.

Diagnose. Therapieresistente Lumboischialgie links bei BSV L4/5 mit ISG-Blockierung nach dorsal.

Therapie. Wegen der akuten Symptomatik erfolgte eine Manipulation der ISG-Blockierung am 13.11.1986 mit anschließender sofortiger KG, wobei zunächst eine Entlastung der Wirbelsäule im Schlingengerät und zusätzlich Ultraschall angewendet wurde sowie Muskelbindegewebebehandlung der Abduktoren und des Tractus iliotibialis, Stabilisation aus Rückenlage bei gleichzeitiger Anwendung des Interferenzstroms. Haltungsschule im Sitzen und Gehschule. Dehnung der ischiokruralen Muskulatur beidseits nach funktionellen Gesichtspunkten.
   Erst nach 14 Tagen zeigte sich eine wesentliche Besserung der Beschwerden im linken Bein. Danach stetige Zunahme der Stabilität und Verlängerung der Gehstrecken. Nach ca. 3 Wochen war es dem Patienten möglich, statt ursprünglich 100 m Gehstrecke jetzt 1,5 km am Stück zu gehen. Während der Übungsarbeit selbst, v.a. in der entlastenden Aufhängung im Schlingentisch, wurden keine Beschwerden mehr im linken Bein angegeben.
   Anmerkung: Bei der Wiedervorstellung zur Kontrolluntersuchung nach 8 Wochen konnte der Patient bereits ohne Probleme 4 km gehen. Jährlich wird seither eine Auffrischungsbehandlung krankengymnastisch durchgeführt.

Behandlungskosten: DM 784.

Merke: Lang bestehende ISG-Blockaden können Gefäßerkrankungen vortäuschen.

Bandscheibenvorfall und Schwangerschaft

Gerade während der Schwangerschaft kommt es im Rahmen der Beckenringlokkerung vor der Geburt häufiger zu Blockaden des Kreuzbein-Darmbein-Gelenkes und damit bei vorhandenen Bandscheibenvorfällen zu Ischialgien. In dieser Situation ist eine medikamentöse Behandlung nur schwer möglich, physikalische Maßnahmen sind nur bedingt einsatzfähig, Physiotherapie z.T. problematisch. Gerade durch einen solchen Bandscheibenvorfall bei Schwangerschaft wurde die hier vorgestellte Methode entwickelt.

Wie Fall 45 zeigt, war eine Bandscheiben-Op. vorausgegangen und eine Fußheberparese vorhanden. Die Patientin lehnte die zunächst von mir vorgeschlagene Op. ab. Zufällig entdeckte ich die Zusammenhänge von Kreuzbein-Darmbein-Gelenk und Bandscheibenvorfall. Die hier gemachten Erfahrungen ermutigten mich, weitere Fälle unter funktionellen Gesichtspunkten zu behandeln. Die geschilderte Patientin ist in der Zwischenzeit völlig beschwerdefrei die Parese nur noch geringgradig nachweisbar.

FALL 45

Alter: 39 Jahre
Geschlecht: weiblich
Beruf: Hausfrau
Behandlungsbeginn: 22.07.1981
Behandlungsende: 20.08.1981

Anamnese. Im Jahre 1966 BSV-Operation L4/5 links. Die Patientin klagte seit 4 Wochen über akute Beschwerden, von der LWS ausstrahlend ins linke Bein. Sie war im 5. Monat schwanger. Vom Neurologen und Orthopäden wurde die Op. geraten.

Befund. Flachrücken, schwache Rückenstreckmuskulatur, bei deutlicher Vorwölbung des Bauches im Rahmen des 5. Schwangerschaftsmonats, Linksseitsüberhang des Oberkörpers mit fast völliger Bewegungseinschränkung. Segmental findet sich eine akute ISG-Blockierung links nach dorsal.

Neurologie. Lasègue-Zeichen links bei 30° positiv mit positivem Bragard-Zeichen. Hyposensibilität S1 mit Großzehenheberschwäche links (gegen Widerstand anspringend). Reflexe seitengleich.

Diagnose. Akute Ischialgie links bei BSV-Rezidiv L5/S1 links und Zustand nach BSV-Operation L4/5 links von 1966. ISG-Blockierung links nach dorsal bei 5. Schwangerschaftsmonat.

Behandlung. Sofortige chirotherapeutische Behandlung der Beckenblockade und anschließende KG mit täglichem Programm, die sich wegen der Schwangerschaft zunächst nur im Schlingentisch durchführen ließ, Eisbehandlung. Vom KG-Befund her war nach 12 Behandlungen der Vierfüßlerstand noch sehr labil aber schmerzfrei.

Nach 15 Behandlungen kontrollierter Bewegungsablauf. Die Wasserbehandlung war für die Patientin nicht so ideal, da sie einen allgemeinen Stabilitätsverlust wegen der Hypermobilität der LWS hatte.

Behandlungsabschluß am 20.08.1982, kein Überhang, kein Wurzelreiz, sensible Störungen nicht mehr vorhanden, Großzehenheber auch gegen Widerstand anspringend. Am 28.12.1982 erneute Blockade des ISG links sowie am 15.03.1983. Hier konnte mit Chirotherapie behandelt werden, da die Patientin die Übungen gut beherrschte und täglich durchführte.

Im nach der Entbindung durchgeführten CT fand sich ein BSV-Rezidiv in Höhe L5/S1 mit typischen Narbenbildungen.

Letzte Untersuchung am 18.03.1986, hierbei völlige Beschwerdefreiheit, keine Blockade, die Großzehe ist lediglich bei massivem Widerstand noch schwächer.

Behandlungskosten: DM 617,65.

Merke: Auch bei fortgeschrittener Schwangerschaft ist eine konservative Behandlung eines BSV möglich.

Die Erfahrung von Ischialgiebehandlungen in der Schwangerschaft führt in der Zwischenzeit zu einer idealen Kooperation mit den Gynäkologen und Geburtshelfern, die ihren Patientinnen eine lange Bettruhe und Schmerzen ersparen.

Bandscheibenvorfälle im Klimakterium

Ein schwieriges Kapitel bei der Behandlung von Bandscheibenvorfällen sind Frauen im Klimakterium. Hier finden sich häufig durch Östrogen-Defizite ligamentäre Reize, Reizzustände der Bursae und Insertionsendopathien. Eine Verwechslung mit Ischialgien ist sehr rasch gegeben, zumal die Patientinnen ausgesprochen vegetativ reagieren. Ein typisches Beispiel hierfür ist Fall 46, der Fall einer Frau, deren Beschwerden durch Bänderreize bedingt waren.

Wegen der Therapieresistenz wurde sie in eine neurologische Klinik überwiesen, um einen Tumor oder ein entzündliches Geschehen auszuschließen. Auch der dortige konservative Behandlungsversuch blieb ohne Erfolg. Nach Abklärung wurde eine Nukleotomie in Höhe L4/5 durchgeführt, die Patientin aber in ihrem Beschwerdebild nicht verändert. Nach unseren Erfahrungen ist es sinnvoller, in diesen Fällen möglichst mit Östrogen zu substituieren bzw. äußere Stützmaßnahmen durchzuführen im Sinne von Beckengurt oder auch kurzfristig Rumpforthese, um die Reize zu beherrschen.

FALL 46

Alter: 57 Jahre
Geschlecht: weiblich
Beruf: Hausfrau
Behandlungsbeginn: 12.08.1986
Behandlungsende: 09.09.1986

Anamnese. Seit Juni 1986 ziehende Schmerzen von der LWS ausstrahlend ins linke Bein, zunächst Behandlung beim Homöopathen, jedoch ohne Erfolg. Konservative Behandlung beim Orthopäden mit Interferenzstromapplikation und Extension ebenfalls ohne Erfolg. Vorstellung beim Neurologen, der keine Op.-Indikation stellen konnte.

Befund. Flachrücken bei ausgeprägt schwacher Rückenstreckmuskulatur und diffusem Reiz der Ursprungs- und Ansatzsehnen sowie Kapselreiz, erhebliche vegetative Irritation der Patientin, Becken links 1 cm tieferstehend, Linksseitsausweichen des Oberkörpers, segmental ISG-Blockierung rechts nach ventral.

Neurologie. Lasègue-Zeichen links bei 30° positiv mit positivem Bragard-Zeichen, keine sensiblen und motorischen Ausfälle, Reflexe seitengleich.

Myelographie. BSV L4/5 links.

Diagnose. Therapieresistente Lumboischialgie links bei BSV L4/5 und ISG-Blockierung rechts nach ventral.

Therapie. Wegen der akuten Schmerzhaftigkeit Manipulation der ISG-Blockierung rechts, woraufhin das Lasègue-Zeichen nicht mehr nachweisbar war. Nachfolgend krankengymnastische Übungsbehandlung am Heimatort mit Therapeutin, die gut eingearbeitet war. Hierbei wurde Wert gelegt auf schmerzfreie Lagerung und reizmindernde Behandlung, die aufgrund der vegetativen Irritation der Patientin ausgesprochen erschwert war, da Eisapplikationen nicht vertragen wurden.

Wegen der Therapieresistenz am Heimatort der Patientin Kurzbehandlung in Wildbad, wobei am 27.08.1986 erneut das ISG manipuliert werden mußte. Die KG erfolgt ausschließlich in schmerzfreier Lagerung und mit vorsichtigen isometrischen Übungen. Hierbei war der Reiz im ligamentären Bereich nicht zu beherrschen, eine eigentliche Wurzelreizsymptomatik jedoch nicht mehr vorhanden.

Zur weiteren Abklärung Einweisung der Patientin in eine neurologische Klinik, wo auch ein konservativer Therapieversuch mit absoluter Ruhigstellung ohne Erfolg blieb. Trotz fehlender Wurzelreizsymptomatik und fehlender Ausfälle wurde bei einem eindeutigen Myelographiebefund am 03.10.1986 die Nukleotomie in Höhe L4/5 durchgeführt. Bei der Entlassung hatte die Patientin weiterhin Beschwerden im LWS-Bereich, das Lasègue-Zeichen war beidseits mit 70° positiv. Bei der Wiedervorstellung klagte die Patientin weiterhin über Beschwerden der LWS, abhängig von Bewegungen, vor allen Dingen aber auch nachts.

Kosten der konservativen Behandlung: DM 818,40.

Merke: Die Beschwerden der Patientin waren durch ligamentäre Reize bedingt, die im Rahmen des Östrogendefizits beim Klimakterium auftreten. Die Op. brachte keine Lösung des Problems. Vorsicht vor BS-Operationen im Klimakterium!

ZUSAMMENFASSUNG

Die hier beschriebene konservative Behandlungsmethode von Bandscheibenvorfällen erfordert ein Team, bestehend aus Patient, Physiotherapeut und Chirotherapeut. Nur wenn alle 3 das gleiche Ziel haben, ist ein Erfolg zu erreichen. Absicht der Behandlung ist die Wiederherstellung der Bewegungskette, vor allen Dingen unter Berücksichtigung des Kreuzbein-Darmbein-Gelenks, das als Differential zwischen Bein und Rücken wirkt und infolge einer Knotensituation zwischen Statik und Motorik häufig überfordert wird.

Durch Blockaden werden bereits vorher vorhandene Bandscheibenvorfälle so gedreht, daß sie Druck auf den Nerv nehmen können, hierdurch entsteht die echte Ischialgie, die Anlaß gibt, mittels CT oder Myelographie weiter nachzusuchen. Hierbei wird der Bandscheibenvorfall diagnostiziert und allzu häufig operiert. Dies beseitigt zwar das Symptom, nicht aber die Ursache. Über die Folgen weiß jeder Arzt zu berichten, die Kosten werden im Rahmen der Rentenversicherung und der Krankenversicherung ausgiebig erfaßt.

Wichtig bei dieser Methode erscheint die Eigenbeteiligung des Patienten in Form der aktiven Behandlung, so daß zweifelsohne die Studie durch positiv motivierte Patienten geprägt ist. Eine psychische Überlagerung im Sinne einer Somatisierung eines Konflikts findet nur in wenigen Fällen statt, da diese Patienten meist nicht in der Lage sind, der anstrengenden Aktivbehandlung zu folgen.

Als Alternative zur stationären Behandlung wird in vielen Fällen die sog. offene Badekur im Sinne eines Trainingslagers durchgeführt, was zusätzlich auch noch eine finanzielle Mitbeteiligung des Patienten erfordert. Auch hierdurch ist sicherlich eine positive Auswahl des Patientengutes zu erklären, so daß die Erfolgsquote von 97% erreicht werden konnte. Berücksichtigt man die Behandlungskosten und vergleicht die stationären Kosten, so werden die wirtschaftlichen Aspekte deutlich. Leider läßt sich die Behandlungsmethode nicht ohne weiteres auf andere Orte bzw. Kliniken übertragen, da hierzu jahrelange Erfahrungen in der Kooperation notwendig sind. Zweifellos wird es erforderlich sein, immer mehr Ärzte und Orthopäden in die funktionelle Diagnostik einzuführen, damit diese Sachverhalte berücksichtigt und zum Wohle des Patieten angewandt werden. Hierdurch lassen sich viele Operationen vermeiden, wenngleich auch diese Methode ihre Grenzen hat. Diese werden im Wesentlichen bei einem engen Spinalkanal, bei Massenvorfall und mangelnder Einsicht des Patienten deutlich.

Anzumerken ist, daß hier ausschließlich lumbale Bandscheibenvorfälle berücksichtigt wurden. Die Methode ist aber genauso auf HWS-Bandscheibenvorfälle anzuwenden. Hierbei kommen jedoch zusätzlich viele reflektorische Mechanismen zum Tragen, die nur ungenügend bekannt sind. Möge dies Anlaß sein, im funktionellen Sinne weiter zu forschen und zu behandeln.

LITERATUR

Alexander W (1922) Kritisches zur Neuralgiefrage. Z Gesamte Neurol Psychiat 79: 46-97
Bette H (1959) Ischialgie als Sekundärfolge von Assimilationsstörungen am Lenden-Kreuzbein-Übergang. Verh Dtsch Orthop Ges, 46. Kongr, 219
Braun W (1969) Ursachen des lumbalen Bandscheibenvorfalles. Hippokrates, Stuttgart (Die Wirbelsäule in Forschung und Praxis, Bd 43)
Brügger A (1971) Das sternale Syndrom. Huber, Bern
Bues E (1982) E Markakis In K Poeck (Hrsg) Neurologie, Springer, Berlin Heidelberg New York
Colachis SC, Worden RE, Bochtal CO, Strohm BR (1963) Movement of the sacroiliacal joint in the adult male: a preliminary report. Arch Phys Med Rehabil 44: 490
Coventry M, Chormley RK, Kerrohan JW (1945) Intervertebral disk: Its anatomy and pathology. J Bone Joint Surg: 27: 105, 233
Dahmen G (1966) Krankhafte Veränderungen des Bindegewebes. Z Orthop 100 (Beilageheft)
Daten des Gesundheitswesens (1983) Kohlhammer, Stuttgart Berlin Köln Mainz (Schriftenreihe des Bundesministers für Jugend, Familie und Gesundheit, Bd 152
Derbolowsky U (1956) Beckenmechanik - chiropraktisch gesehen. Hippokrates 27: 310-313
Duckworth JWA (1970) The anatomy and movements of the sacroiliac joints. In: Wolff HD (Hrsg) Manual medizin und ihre wissenschaftlichen Grundlagen. Physikal. Med., Heidelberg, S 56-60
Dvořak J, Dvořak V (1983) Manuelle Medizin, Diagnostik. Thieme, Stuttgart
Emminger E (1955) Die Gelenkdisci an der Wirbelsäule (mögliche Erklärung wirbelsäuleabhängiger Schmerzzustände). Springer, Berlin Heidelberg New York (Hefte Unfallheilkunde, Bd 48, 142)
Erdmann H (1956) Die Verspannung des Wirbelsäulensockels im Beckenring. Hippokrates, Stuttgart (Die Wirbelsäule in Forschung und Praxis, Bd 1, S 51)
Erlacher PR (1951) Direkte Kontrastdarstellung des Nucleus pulposus, zugleich ein Beitrag zur Pathologie der Bandscheibe. Z Orthop 80: 40
Fernandez FS, Lozano JAF, Bodora BB, Melcon MLF (1984) Psychogen bedingter Lumbalschmerz. Zentralbl Neurochir 45: 257-261
Fritsch E, Schmitt O, Schmitt E, Hassinger M (1986) Langzeitergebnisse nach lumbaler Bandscheibenoperation. In: Blauth W, Ulrich HW (Hrsg) Spätergebnisse in der Orthopädie. Springer, Berlin Heidelberg New York Tokyo, S 117-124
Güntz E (1958) Nichtentzündliche Wirbelsäulenerkrankungen. In: Hohmann G, Hackenbroch M, Lindemann K (Hrsg) Handbuch der Orthopädie, Bd II. Thieme, Stuttgart, S 537
Gurdjian ES, Ostrowski AZ, Hardy WG, Lindner DW, Thomas LM (1961) Results of operative treatment of protruded and ruptured lumbar discs. J Neurosurg 18: 783-791
Gutzeit K (1951) Wirbelsäule als Krankheitsfaktor. Dtsch Med Wochenschr 76 1/2
Harris R, Macnab J (1954) Structural changes in the lumbar intervertebral disc. J Bone Joint Surg 36 B: 304
Heipertz W, Lück B (1979) Fehlhaltungen und Fehlform von Wirbelsäule und Rumpf. In: Cotta H, Heipertz W, Teirich-Laube H (Hrsg) Lehrbuch der Krankengymnastik, 5. Ausg, Bd III. Thieme, Stuttgart
Hirsch C, Nachemson A (1963) The reliability of lumbar disc surgery. Clin Orthop 29: 189

Hirsch C, Jonsson B, Lewin T (1969) Low back symptoms in a swedish female population, Clin Orthop 63: 171-176

Horal J (1969) The clinical appearance of low back disorders in the city of Gothenburg Sweden. Acta Orthop Scand Suppl 118: 8-73

Hult L (1954) Cervical, dorsal, and lumbar spinal syndromes. A field investigation of a non-selected material of 1200 workers in different occupations with special refernce to disc degeneration and so-called muscular rheumatism. Acta Orthop Scand [Suppl] 17: 1-102

Hult L (1965) The Munkfors investigation. Acta Orthop Scand [Suppl] 16: 1-76

Huncke B, McCall R (1978) Chronik back pain. Orthop Rev 7: 12-19

Idelberger K (1959) Lehrbuch der Chirurgie und Orthopädie des Kindesalters, Bd III. Springer, Berlin Göttingen Heidelberg

Jirout J (1965) Rentgenova diagnostika diskopati. Röntgenologische Diagnose der Diskopathien. Cesk Radiol 19: 67

Junghanns H (1933) Die anatomischen Besonderheiten des fünften Lendenwirbels und der letzten Lendenbandscheibe. Arch Orthop Unfallchir 33: 260

Junghanns H (1951) Die funktionelle Pathalogie der Zwischenwirbelbelscheiben als Grundlage für klinische Betrachtungen. Langenbecks Arch Klin Chir 267: 393-417

Keller G (1959) Die Arthrose der Wirbelgelenke. Z Orthop 91: 538

Knepel H (1977) Bedeutung und Häufigkeit bandscheibenbedingter Erkrankungen. Med Dissertation, Universität Düsseldorf

Krämer J (1978) Bandscheibenbedingte Erkrankungen. Ursache, Diagnose, Behandlung, Vorbeugung, Begutachtung. Thieme, Stuttgart

Lang F (1962) Pathologie der Bandscheiben. In: Staemmler M (Hrsg) Lehrbuch der speziellen pathalogischen Anatomie, Bd II/4. De Gruyter, Berlin

Lawrence JS (1969) Disc degenerations - its frequency and relationship to symptoms. Ann Rheum Dis 28: 121-136

Luschka von H (1850) Die Nerven des menschlichen Wirbelkanals. Tübingen

Magora A (1974) Investigation of the relation between low back pain and occupation. Scand J Rehab Med 6: 81-88

Mennell J (1952) The science and art of joint manipulation, vol II: the spinal column. Churchill, London

Mixter WJ, Barr JS (1934) Rupture of the intervertebral disc with involvement of the spinal canal. N Engl J Med 211: 210-214

Monnier M (1963) Das vegetative Nervensystem, Hippokrates, Stuttgart

Müller D (1969) Zur Frage der kompensatorischen Hypermobilität bei anatomischem und funktionellem Block der Wirbelsäule. Radio Diagn 1: 345

Mummenthaler M, Schliack H (1977) Läsionen peripherer Nerven, 3. Aufl. Thieme, Stuttgart

Nachemson A (1970) A critical look at the treatment for low back pain. Scand J Rehab Med 11: 143-149.

Nagi SA, Riley LE, Newby LG (1973) A social epidemiology of back pain in the general population. J Chronic Dis 26: 769-799

Neumann HD (1985) Manuelle Diagnostik und Therapie von Blockierungen der Kreuzdarmbeingelenke nach F Mitchell (Muskelenergietechnik). Manuel Med 23: 116-126

Patridge REH, Anderson JAD, McCarty MA, Dunthie JR (1965) Rheumatism in light industry. Ann Rheum Dis 24: 332-340

Penning L, Töndury G (1963) Entstehung, Bau und Funktion der meniskoiden Strukturen in den Halswirbelsäulengelenken. Z Orthop 98: 1-14

Peseschkian H (1987) Psycho-soziale Aspekte beim lumbalen Bandscheibenvorfall, Med. Dissertation, Universität Mainz

Püschel J (1930) Der Wassergehalt normaler und degenerierter Zwischenwirbelbandscheiben. Beitr Pathol Anat 84: 123

Rettig H (1959) Pathophysiologie angeborener Fehlbildungen der Lendenwirbelsäule und des Lendenwirbelsäulen-Kreuzbein-Überganges. Z Orthop [Suppl] 91

Rowe ML (1965) Disc surgery and chronic low back pain. J Occup Med 7: 196-202

Schaffer J (1930) In: Oksche A, Vollrath L (Hrsg) Stützgewebe, Knochengewebe, Skelettsystem. Springer, Berlin (Handbuch der mikroskopischen Anatomie des Menschen Bd II/2)

Schellinger C (1984) The low back pain syndrome. Diagnostic impact of high-resolution computed tomography. Med Clin North Am 68: 1631-1646

Scheuer F (1959) Die klinische Bedeutung des präsakralen Übergangwirbels. Verh Dtsch Orthop Ges 46: 216

Schirmer M (1981) Indikationen zur Nachoperation nach lumbalen Bandscheibenoperationen. Dtsch Med Wochenschr 106: 373-377

Schleberger R, Krämer J, Kolditz D (1984) Konservative Therapie des lumbalen Bandscheibensyndroms. Hippokrates, Stuttgart (Die Wirbelsäule in Forschung und Praxis, Bd 97: 25-28)

Schmorl G (1932) Zur pathologischen Anatomie der Lendenbandscheiben. Klin Wochenschr 2: 1369

Soderberg L (1956) Prognosis in conservatively treated sciatica. Acta Orthop Scand Suppl 25: 1-127

Solonen KA (1957) The sacroiliac joint in the ligth of anatomical, roentgenological and clinical studies. Acta Orthop Scand [Suppl] 27

Sutter M (1975) Wesen, Klinik und Bedeutung spondylogener Reflexsyndrome. Praxis 64: 1351-1357

Sutter M (1977) Rücken-, Kreuz- und Beinschmerzen beim funktionell instabilen Becken. Ther Umsch 34/6: 452-457

Tannich HJ (1976) Röntgenologische Kriterien des lumbalen Spinalkanals und die Relevanz der Lumbalstenose beim Rückenschmerz. Med Dissertation, Universität Düsseldorf

Töndury G (1947) Zur Entwicklung funktioneller Strukturen im Bereich der Zwischenwirbelscheiben. Schweiz Med Wochenschr 77: 643

Vital and health Statistics (1976) Prevalence of chronic skin and musculoskeletal conditions. United States, 1976, series 10, number 124. US Dept of Health Education and Welfare, Washington/DC

Weisl H (1954) The movements of the sacroiliac joint. Acta Anat (Basel) 23: 80

Wilson R (1968) Symposium: Low back pain and sciatic pain. J Bone Joint Surg Am 50: 1

Wolf J (1946) Chondrosynovialni blanka a jeji vyznam snizeni treni a ochrane kloubnich plosek (Die Chondrossynovialmembran und ihre Bedeutung für die Herabsetzung der Reibung und Schutz der Gelenkflächen). Sb Lek 48: 274-289

Zuckschwerdt L, Emminger E, Biedermann F, Zettel H (1969) Wirbelgelenk und Bandscheibe, 2. Aufl. Hippokrates, Stuttgart

SACHVERZEICHNIS

Adipositas s. Übergewicht
Analyse, funktionelle 4, 12, 39, 72
Ansatzsehnenreiz 7, 9, 93
Anschlußheilverfahren 40, 42, 59, 60, 68, 69, 84
Antiphlogistikum 19, 26, 32, 42, 50, 51, 54, 61, 63, 70, 73, 78, 86
Anulus, fibrosus s. Bandscheibenring
Arbeitsplatzgestaltung 20, 39, 58, 63, 80
Arthrose 3, 8, 44
Assimilationsstörung 4
Axonotmesis 10

Badekur, offene 42, 50, 51, 53-55, 59, 63, 70, 71, 77, 95
Bandscheibe 2, 3, 8, 13, 22
Bandscheibendegeneration 4, 8
Bandscheibenkern 2, 3, 22
Bandscheibenoperation 4, 21, 22, 34, 36, 37, 39, 40, 46, 49-53, 60, 65-72, 75-81, 83, 84, 88-90, 92-95
Bandscheibenprotrusion s. Bandscheibenvorwölbung
Bandscheibenring 2, 3, 4, 22
Bandscheibensequester s. Bandscheibenvorfall
Bandscheibenvorfall 1-5, 9, 10, 13, 16, 20-22, 24, 26, 30-38, 40-52, 54-56, 58-61, 63, 66, 68, 69, 79-94
Bandscheibenvorwölbung 4, 44, 56, 57, 60, 81, 83
Bandverbindungen 1, 12, 93
Beckengurt 20, 80-82, 93
Beckenring 5, 91
Behandlungsdauer 22-26, 55
Behandlungskosten 1, 25, 26, 28, 30, 55, 95
Beinlängendifferenz, variable 8, 9, 12
Bewegungsachse 5
Bewegungssegment 2
Bettberatung 20
Bindegewebsbehandlung 19, 34, 45, 90, 91
BGM = Bindegewebsmassage s. Bindegewebsbehandlung
Blockade 5-9, 12, 13, 16, 31-54, 56-63, 65-67, 69-73, 75-83, 85-94

Blockierung s. Blockade
Bobath 34
Bogenresektion s. Laminektomie
Bogenteilresektion s. Hemilaminektomie
Cauda equina 10, 39, 84, 85
Chemonukleolyse 1
Chirotherapie 13, 26-33, 35, 36, 38-42, 45-47, 49, 51, 57, 58, 62, 63, 65, 66, 70, 75, 76, 80, 86, 88-90, 92
Chondrosynovialmembran 6
Conjugata vera 5
CT = Computertomographie 10, 21, 32-45, 49-52, 54, 56, 57, 60, 63, 66, 69, 76, 79, 81, 82, 84, 85, 88, 90-92, 95

Deformität, prädiskotische 3, 83
Diskose 3
Durchblutungsstörung 52, 53, 90, 91

Einklemmungstheorie 6
Eisbehandlung 16, 18, 36, 37, 41, 43, 50, 54, 56, 57-59, 62, 66, 69, 71, 73, 76, 81, 82, 90, 92, 94
Elektrotherapie 31, 35, 36, 41, 58, 76, 86, 90
Entzündungen 3, 13, 69, 70
Ergotherapie 20, 58, 59
Extension 15, 16, 25, 31, 44, 93

FBL = funktionelle Bewegungslehre s. Klein-Vogelbach
Foramen intervertebrale s. Zwischenwirbelloch
Funktionsanalyse s. Analyse, funktionelle
Fußheberschwäche s. Lähmungen

Gallertkern s. Bandscheibenkern
Gebrauchsbewegung 18, 37, 53, 54, 59, 61, 63, 67, 70, 76, 83
Gefäßerkrankung s. Durchblutungsstörung
Gehschule 32, 39, 41, 49, 58, 69, 70, 76, 77
Gelenkkapsel 6, 13
Gravidität s. Schwangerschaft
Greifzange 20

Sachverzeichnis

Hemilaminektomie 40, 49, 72, 73
Hemiparese s. Hemiplegie
Hemiplegie 3, 33
Hilfsmittelberatung 20, 58
Hormon 24
Hyperästhesiezone 7, 8, 9
Hypermobilität 7, 8, 37, 48-50, 65-67, 78, 79, 82, 92

Ileosakralgelenk (ISG) s. Kreuzbein-Darmbeingelenk
Infiltration 78, 83
Injektion 32, 38, 52, 89
Insertionsendopathie s. Ansatzsehnenreiz
Instabilität 13, 15, 20, 21, 30, 46, 50-52, 57, 60, 65-73, 75, 78, 79, 81, 82, 84
Interferenzstrom 16, 33, 35, 37, 41, 43, 44, 49, 50, 52, 56, 58, 63, 66, 69, 71, 73, 76, 77, 80, 83, 86, 90, 91, 93
Ischialgie 4, 21, 31, 34, 35, 37, 39, 41-44, 46, 47, 49-51, 53, 54, 56-59, 62, 63, 66-73, 76-94
Ischiokruralmuskulatur 39, 40, 47, 54, 56, 58, 59, 63, 71, 82, 85, 86, 91
ISG = Ileosakralgelenk s. Kreuzbein-Darmbeingelenk

Keilwirbel 21, 72, 73
Klaustrophobie 16
Klein-Vogelbach 33, 34, 36, 38, 41, 52, 56, 58, 88
Kontraindikation 13, 65
Koordination 33, 34, 39, 47, 49, 56, 77
Korsett 70, 71, 73
Krankengymnastik (KG) 1, 4, 19, 25-29, 31-63, 65-67, 69-73, 75, 76, 78-92, 94
Kreuzbein-Darmbeingelenk 4, 5, 8, 9, 12, 13, 16, 20, 31-54, 56, 57, 59-63, 65-67, 69-73, 75-77, 78-82, 85, 86, 88-95
Kreuzschmerz s. Lumbalsyndrom 1

Lähmungen 3, 10-12, 31, 33, 34, 38-40, 44, 47, 49, 52, 56-58, 62, 66-68, 70, 62, 78-80, 84-92
Längsband, hinteres 1, 2, 4, 7
-, vorderes 2-4
Laminektomie 58, 70
LBH-Region 4, 66, 85
Lendenstützmieder 20, 58, 93
lig. ileolumbale 5, 9, 73, 82
lig. sacrospinale 5, 9
lig. sacrotuberale 5, 9
Lumbalsyndrom 1, 4
Lumboischialgie s. Ischialgie

Magen-Darmtrakt 8, 68
Manipulation 6, 13, 16, 31, 33, 34, 36-38, 40, 42-44, 46-51, 53, 54, 56, 58, 59, 61-63, 66-69, 71-73, 76-78, 80-82, 85-88, 90, 91, 94
Massage 14, 38, 54, 57, 81, 88
Mobilisation 15, 17, 18, 34, 41, 43, 46, 54, 56, 59, 62, 67, 77, 82, 85, 88
Musculus adduktor longus 9
- gluteus maximus 9
- gluteus medius 35, 40, 59
- ileopsas 47
- longissimus lumborum 9
- piriformis 9, 32, 39, 41, 48, 52, 53, 57, 75, 82, 85
- quadratus lumborum 38, 40, 46, 47, 86
- rectus femoris 52, 53, 59, 82, 85
- vastus medialis 10
- soleus 56
- tensor fasciae latae 32
Muskelenergietechnik 13, 53, 71
Muskelhartspann s. Myogelose
Muskelrelaxans 19, 26, 42, 78
Myelographie 10, 21, 59, 70, 81, 84, 87, 90, 94, 95
Myogelose 7-9

Neoplasie 13
Neuralgie 4
Neurapraxie 10, 88
Neurotmesis 10
Nucleus pulposus s. Bandscheibenkern
- pulposusprolaps s. Bandscheibenvorfall
Nukleotomie s. Bandscheibenoperation
Nutation 5

Östrogen 93
Osteochondrose 3, 8
Osteopathie 13
Osteophyt 4, 8, 24, 84

Parese s. Lähmung
Perfusionsstörung s. Durchblutungsstörung
Physiotherapie s. Krankengymnastik
PNF 34
Polyneuropathie 44
pseudoradikuläres Geschehen 31
Psycholabilität 30, 51, 52

Reflexbogen 6, 8
Retrolisthese 84
Rezidiv 22, 32, 34, 39, 40, 48, 58, 90, 92
Rumpforthese s. Lenden-Stützmieder

Schlingengerät s. Schlingentisch
Schlingentisch 14-16, 18, 19, 25, 26, 33, 35, 41, 43-47, 51, 54, 59, 61, 62, 65, 67, 69, 76, 77, 85-88, 91, 92
-, Aufhängung in Bauchlage 15
-, Becken-Bein-Fußaufhängung 14, 15, 31, 33, 35, 38, 47, 49, 51, 52, 54, 57, 63, 67, 73, 76, 82, 85, 86, 88, 90
-, BWS-Aufhängung 18
-, Seitaufhängung 14, 15, 53, 54, 56, 57, 61-63, 73, 77, 82, 85
Schmerzschwelle 20, 26
Schwangerschaft 37, 66, 67, 91-93
Selbstbeteiligung 26, 55, 95
Sitzkeil 20, 58, 59
Skoliose 73
Spinalkanal s. Wirbelkanal
Spondylodese 60, 68, 70-73
Spondylodiszitis 69, 70
Spondylolisthese 3, 68-72
Spondylose 3, 38
Spondylolyse 3, 60
Stabilisation 15, 17, 18, 24, 33, 39, 40, 52-54, 56, 57, 59, 62, 67, 69, 70, 72, 73, 78, 81, 82, 85
Stangerbad 50, 52, 61, 87
Stellreflexe 8
Strumpfanzieher 20
Stuhlberatung 20
Subluxationstheorie 6
Symphyse 5, 19, 20
Symphysensprengung 66, 67

Synovialfalten 6
Szintigraphie 53, 54, 81

Teillähmungen s. Lähmungen
Thermalwasser 19, 25-30, 32, 34, 39, 44, 45, 47, 53, 56, 59, 63, 71, 77, 85, 92
Thixotropie 6
Tractus ileotibialis 43, 48, 59, 62, 91
- spinothalamicus 7
Traktion 13, 54, 59, 62, 85, 87
Trauma s. Verletzung

Übergewicht 49, 66, 78, 81, 83, 84, 91
Ultraschall 18, 43, 54, 56, 82, 91
Unterwassermassage 45, 87
Urogenitalsystem 8, 50, 89

Verbrennung 44, 45
Verletzung 7, 13, 48
Vorlaufphänomen 12

Waller-Degeneration 10
Wärmebehandlung 14, 16, 63, 81
Wasserbehandlung s. Thermalwasser
Wirbelbogengelenk s. Wirbelgelenk
Wirbelgelenk 1, 3, 4, 7, 13, 15, 83
Wirbelkanal 4, 7, 21, 30, 34, 37, 57, 58, 79, 95
Wurzelkompression 4, 9, 10, 50, 63, 66, 81, 84, 87, 88

Zwischenwirbelloch 3, 4, 75, 76, 84

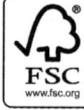

MIX
Papier aus verantwortungsvollen Quellen
Paper from responsible sources
FSC® C105338

If you have any concerns about our products,
you can contact us on
ProductSafety@springernature.com

In case Publisher is established outside the EU,
the EU authorized representative is:
**Springer Nature Customer Service Center GmbH
Europaplatz 3, 69115 Heidelberg, Germany**

Printed by Libri Plureos GmbH
in Hamburg, Germany